母子関係からみる子どもの精神医学

関係をみることで臨床はどう変わるか

小林隆児　著

tomi shobo
遠見書房

目次

母子関係からみる子どもの精神医学

一．関係を通してみた発達障碍の理解と対応
――自閉症を中心に

ご紹介いただきました小林です。

この度、田中千穂子先生（東京大学教授＝当時。現在、学習院大学教授）からこういう場を与えていただき、感激しながらここにやってまいりました。

今日（二〇〇八年十一月十六日）は東京女子マラソンをやっているんですね。私はマラソンをみるのも走るのも好きなんですけど、残念ながら今日は見れません（笑）。ちょっと残念ですが、やむを得ません。

最近新しい大学（大正大学）に移ってから、いくつか事例検討の場に出かける機会があって話を聞いてみて、最近の臨床現場では子どものいろいろな気になる行動、不可解な行動、よくわからない行動を、何でもかんでも発達障碍といってしまう傾向がとても強いことにあらためて気づきました。

今日では不可解な行動を示す子どもは何でもかんでも発達障碍に入れられていますね。この流れはこの数年間急速に強まっています。私はそれをみていてとても恐ろしい傾向だなと思っているんです。

それはなぜかといいますと、子どもが起こすいろいろな気になる行動は、私からみるとすべて周りの人との関係の中で起こっていると思うからです。関係の中で起こった子どものいろいろな反応なんですね。それ

がまるで見えないんですよ。子どもの行動だけを抽出して、その特徴を列記して、その障碍は何だろうかと考えている。そんな現象が起こっているんですね。

このような傾向は今や世界中で行われている子どもに対する見方ですね。よくご存じだろうと思いますけど、精神医学の国際診断ではそうなっているんですね。客観的な指標と一応言われている行動特徴を列記して、これだけの特徴がこの子にはある。それを診断基準に当てはめると何々という診断になる。そういうふうな考え方が全国で広がっているんです。とても恐ろしいことだと思いました。

子どもにすぐ自立を求めてしまう

私は先日、ある教育関係の事例検討会に出たんですが、こんな話があったんです。

ある有名な大学病院の小児科病棟の分校（院内学級）の教師からのこんな相談があったんですね。

その分校にいるある小学生の子ども（A男）がずっと入院を余儀なくされていた。今でも経口で栄養を十分にとることは難しく、点滴で栄養の大部分を補給している状態であると。一方両親も身体にさまざまなハンディを抱えていて、子どもは自宅にほとんど帰ったことがない。

しかし、A男は院内分校の教室に在籍して、多少なりとも学習の経験は積んでいました。そのような特殊な状況に置かれてきたA男とのかかわりに、病棟スタッフ全員が苦労していることが、その担任の先生から語られたんですね。この子どもとのかかわりで最も苦労していることは、子どもの口から自分の気持ちや考えていることが、直接語られることがないということでした。

例えば、入浴の時間になって、入浴したいのかどうかこちらから聞いても、はっきりと返事をしないで遊んでいる。自分から直接言うのも恥ずかしいのではないかと看護師は感じているようで、そのため子どもがはっきりこちらに伝えてくるのを期待して、こちらからは必要以上に近づかないように努めているというわけですね。担任が子どもに個別に聞いてみると、入浴したい気持ちはあるらしいが、どうも看護師には直接話せないのだというんです。日々の看護師の仕事の大変さや忙しさを想像すると、この子のようにはっきりと要求を口にすることなく、ぐずぐずした態度をとられると、多くの看護師はいらいらさせられ、ストレスを感じるのはよくわかる話ではあったんですね。

そこで、私が担任に彼の様子を尋ねていきますと、他にもいろいろと気になることが語られました。

誰かが話しかけても目を合わせないので、こちらの話を聞いているのかどうかさえはっきりしないとか、その反面、学習面では経験不足もあって多少の遅れがあるにもかかわらず、精神的には大人びて早熟な印象を与え、看護師に対して何かと腹が立つようなことをわざとらしくやることが多く、そのためこの子に対して、看護師の多くは、否定的な感じを抱いていることも分かってきました。

そこで、こういうお子さんに対して、現場でどういうふうに取り組んでいるのか聞いてみて、私は正直愕然としたんですよ。

担任は、この子に対して、いろいろな場面でその都度どのように返答したらよいかを丁寧に具体的に指導するようにこころがけ、一つひとつ自分の思いを他者に伝えるという体験を積み重ねていくことで自信を持たせられたらいいのではないかと、こういうことをおっしゃったんですね。

おそらくA男の状態に似たようなケースに対して、今では発達障碍という概念を念頭に置いて、いろいろ議論がされているんじゃないかなと思ったんですね。

このお子さんの話を聞いて、私が思ったのは次のようなことなんですね。

この子は自分の気持ちを外に出せないんだろう。具体的に言えば、病棟で慌ただしくバタバタと動き回って働いている看護師とか医療職の人たちに、自分の気持ちをストレートに押し出すということはとてもできなくて、ぐずぐず、悶々としているという姿が私には浮かびました。

他にもA男のいろんな気になる行動が報告されました。

例えば、彼はわざとスタッフが腹の立つようなことをしてしまうというのです。これはattention please! つまり「僕をみてよ！」と、周りの人たちに対して注目してほしいというサインを意味しているのですよね。

そんなことは子育てをやったことのある人だったらすぐにわかるでしょう。

そういう彼に対して言葉で自分の気持ちや要求を伝えられるように指導するというところに、障害者自立支援法の影響をとても感じるんですね。子どもに対して自立する力を身につけさせようという、現在の社会の風潮が脈々と流れているように感じたんですよ。

そりゃ、最終の目標としてそういうことがあってもいいかもしれないけれど、真っ先にそれを子どもに対して求めるとなると、それはなかろうと私は思ったんですね。

A男は生まれて十数年、家庭に帰ったことがないお子さんなんですよ。両親もいろいろなハンディがあったため、いわゆるマザーリングができていないわけでしょう。そういう子どもであれば、アタッチメントの形成段階で、いろいろつらい体験があっただろうということは当然想像します。だから私たちがまずやるべきことは、子どもがどんな気持ちなんだろうかということを推し量りながらアプローチして、子どもの警戒心を解き、子どもの気持ちがストレートに出せるようにして、その気持ちを私たちが受けとめていくように関わっていくことでしょう。誰でもそう考えると私は思ってたんですよ。

しかし、今の世の中、ぜんぜんそうはならないみたいですね。私のそんな甘っちょろい考えではいかんのでしょうかね。

私にはそれが大変印象的なことのひとつだったのですね。

発達障碍の今日的理解

その他にもひとつ、ある大学の事例検討会での経験をお話しします。

五歳になるお子さんでした。未熟児で出生して、乳児期にはよく泣き、なかなか寝ない。いつもピリピリして、寝てもすぐに目を覚ます。そんな敏感な子だったといいます。そのため母親はこの子を育てるのに大変苦労してきたそうです。親子関係も最初からずっとしっくりとこないままで、そんな状態がずっと続いていました。

数年後に転居したときも、この子はかなり不安な反応を示していたそうです。排泄の自立は早かったのですが、引越しをして間もなくおしっこを漏らすようになったそうです。

さまざまな相談機関を渡り歩き、可能な限りの指導や訓練を受けてきたのですが、ある医療機関では、治らないとまで言われたこともあったそうです。

これまでの経過から、母親はこの子の問題として、視線回避傾向とかコミュニケーションの苦手さ、手先の不器用さ、集中力の困難、興味の幅が狭いといったことなどを取り上げていました。

そこで、このケースの相談を受けた相談員は、母親の悩みを聞いて、次のような方針を立てたというんです。この子の苦手なところをはっきりさせながら地道に取り組んでいきましょうと。

私はこの事例のレポートを聞きながら、ああ、最近の発達障碍理解というのは、まさにこれなんだなと思ったんですよ。

子どもがどんなことが苦手なのか、できないのか、あるいはできるのか、そういう見方が現場で徹底している。そして、それが診断であると。

そういう見方でやれば、できないところをどうやって補うか、身につけられるようにするかという発想になるわけですね。

でも、私はこのケースを聞いて、一番大事なところは次のようなことだと思ったんですよ。

お母さんが子どもの前で、こんなことをおっしゃったというんです。

「これまでこの子に対して、自分は何となくしっくりこない違和感のようなものを抱き続けていた。これまでいろいろな治療や訓練を受けてきたが、どれもこれも、この子のある一面しかとらえてもらえず、この子の全体をみてくれていなかった」と。

こういうことを母親がおっしゃっているんです。ということは、この子とお母さんとの間にどういう関係が起きているのか、それを私たちは想像しなきゃいけないんですよ。そういう発想が、いまの現場にはあまりにもなさすぎるんですね。

このケースを担当していた院生がセラピーを始めて間もなくのころの印象的なエピソードとして、こんなことがあったというんです。

彼はおもちゃの車を走らせながら、セラピストと表向きは楽しそうに遊んでいた。そんな中で、彼の手に血がついていることにセラピストが気付いて、思わず「どうしたの」と尋ねたというんです。すると、彼は指摘された血をみても全く驚きもしないし、平然としていたのだけど、そばで相談員と面接していた母親がそれを聞いてすぐに彼のそばに近づいて彼の手をみるなり、「どうしたの」と驚くほど大きな声で、まるで責めるような口調で彼に尋ねたそうです。

彼はそんな母親の反応に対してその場で突然固まってしまい、そばの椅子の上にストンと座り込んでしまったというんですね。

ここで一体何が起こっているのか、ということなんですよ。

お母さんは子どものことですごく心配し、日々一喜一憂しながら生活をしている。そんな中で、お母さんは彼の手についていた血を見た時、お母さんにはどんなことが想像されたり、頭に浮かんだのでしょうか。あまり気持ちのよいことじゃないんでしょうね。明確なものではないのでしょうが、何かお母さんをとても不安にさせるような気持ちが立ち現れてきたんだろうと思ったんですね。そんなお母さんの気持ちの激しい変化がこの子を固まらせたんだろうと思ったんですね。

このエピソードを聞いた時、この子は日々お母さんに対して甘えたくても甘えられない、近寄りたくても近寄れないというような、非常に揺れ動いている気持ちで生活してるんじゃないかなっていうことを、私は想像したんです。

この親子の関係の底流には、そういった状態がずっとあったのではないかと思ったんですね。

関係欲求、甘え

今日は関係障碍という話をいたしますけど、人間はみんなひとりで生きている存在ではないんですね。私たちでもそうですから、いわんや子どもたちもそうです。子どもはひとりで大人になれるわけじゃないんですから、必ず私たちがいろいろ世話を焼きながら、かかわりながら、その中でいろんな体験しながら生きています。

その体験がうまくいけば、立派な人間になるかもしれませんが、いろんな人間になっていくわけですね。すべて生まれたときからのそういった経験、人とのつきあいの中での経験が一人ひとりみんな違うんです。その中で、みんな違ったいろいろな個性豊かな人間になっていくわけですよ。

私たちはとにかく、人とのかかわりの中でしか人間になっていけない、そういう存在です。

今日は子どもを中心とした話になりますけど、子どもはこういうふうに常に人を求めているんですね。具体的に言えば親を、もっと具体的に言えば主たる養育者を求めている気持ちが常にあるんですね。それを私はこれまで「関係欲求」というふうに言ってきました。

以前ここ東大におられた土居健郎先生が『「甘え」の構造』（弘文堂）というすばらしい本を出されましたが、土居先生は「甘え」の重要性を力説されています。

私は子どもにみられる「関係欲求」をとても大切にしてきたのですが、私の考えていることと同じことだなと痛感したんです。

子どもたちはすべて、関係、つまり人とのつながりを持ちたい、あるいは自分にもっと構ってもらいたい、注目されたい、甘えたいという気持ちを持っているんです。

しかし、それがさまざまな理由でストレートに出せない。そういう問題がこれまで取り上げた子どもたちみんなとその母親との関係のベースにあるんじゃないかなと思うんですね。

発達とは何か

発達障碍という考え方が今日ものすごい勢いで一般化していますけど、その考え方には非常に問題があると私は思っているんです。

発達障碍という概念を、みんな気軽に使うんですね。でも、いざ「発達」とは何か、あなたは「発達」ということをどのように考えているのと聞くと、ほとんどの人がきちんと答えられないですよ。私は三年前（二〇〇五）に会長として日本小児精神神経学会を開催したんです。

その時に発達障碍に関してわが国をリードしている人を三名呼んで、「発達」をどう考えているのかっていうことで話してもらったんですね。でも残念ながら、私が満足のいく回答は得られなかったんですね。

しかし、その時特別講演をしていただいた鯨岡峻先生（当時京都大学大学院教授）から教えられたんです。発達障碍という用語は、「発達」という言葉と「障碍」という言葉が一緒に合わさったものです。発達障碍といわれるお子さんはいろいろな行動特徴を示します。それを症状だとか障碍とかいうふうに私たちは気軽につかっています。でもそういう行動特徴といわれるものは、すべて生まれてから今日まで歩んできた中で作られたものなのです。間違いなくそうだと思います。

では、歩んできた中で作られてきたものというのはどういうことなのでしょうか。

それは、生きいく過程で人とかかわり合う中で身についたもの、つまりは生まれてから今日までの間に対人関係の中で作られてきたということ、こういうことなんだろうと思うんですね。

「素質」と「環境」の関係のことを取り上げているのですが、素質の面については、遺伝子や分子レベルで子どもにどんな素質があるかという研究は近年非常にさかんに行われています。

しかし、おもしろいことに、遺伝研究、生物学的研究をやっている人たちが、この数年強調していることは何だと思いますか。いかに「環境」が大事かということがさかんに言われるようになっているんですよ。当然といえば当然ですけどね。

しかし、肝心要の臨床をやっている人たちが、あまりにも「環境」をきちんとみていないんですね。子どもばっかりみていて、そのまわりの環境をみていない、そんな気がするんです。

症状や障碍といわれているものもこの先どんどん変わっていきます。人とのかかわりの中で変わっていく可能性を秘めているものだからです。

そして、最も大事なことは、「発達」というものは、最初の土台作りがとても大切で、それを基盤にしてその上にレンガを一枚積み重ねる、さらに二枚目をその上に積み重ねる、このようにして次々に積み重ねていく。このような歩みを「発達」は構造としてもっている。そのように重層的に積み重ねていって初めて人間らしくなっていくものなんですね。

そこで大切になるのが一番土台となるものは何かということです。一番土台として身についていなくてはいけないものが脆弱であれば、いくらそのうえに積み上げたとしても砂上の楼閣になってしまいますね。だからこの基礎の脆弱さがあるとすれば、その後のその子どものこころの発達をはじめとして他のいろんな面の発達にもすべて悪い影響が及ぶわけですね。

そういう現象がすべて発達障碍といわれるお子さんたちに見られるんです。

アタッチメント、甘え

ではその基盤というのは何か。それは皆さんもよくご存じだろうと思います。この数年アタッチメント(attachment)がブームになっていますね。この一年間でアタッチメントに関する本がたくさん出ています。アタッチメントというと私たち日本人にはぴんときませんね。なぜならアタッチ attach という言葉の意味は「くっつく」ということなんですね。

でもアタッチメントが起こっている時の感情面に焦点を当てた時、私たちはそこに「甘え」を感じ取ります。

つまり、アタッチメントは行動面の用語ですが、「甘え」はその際の感情面の動きを意味しているのです。日本文化の中では「甘え」としてとらえてよいと思いますが、昨今「甘え」という言葉は負のイメージでもって語られることが多くて、何かろくなイメージをもたれていませんよね。

ですから、親が子どもの甘える姿をみると、かわいいという感情よりもしゃんとしなさいと言いたくなるような気持ちを持つ人が多いのではないでしょうか。

私が発達障碍といわれているお子さんの親子関係をみてつくづく思うのは、「甘え」に対する否定的なイメージを抱いている親がとても多いことなんですね。

でも発達障碍でないケースの話を聞いていても同じようなことがあると思いました。

だから「甘え」を負のイメージで捉えるというのは今のわが国の一般的風潮だろうなと思いました。

「障碍」とは何か

つぎに「障碍」というのはどういうことなのか考えてみることにしましょう。

一般的に考えられているのは、生まれつき中枢神経系になんらかの基礎となる障碍が想定されています。それが基礎障碍（impairment）といわれるものですね。

そして、成長過程で障碍あるいは症状（disability/disorder）が発現し、生涯にわたってなんらかのハンディキャップ（handicap）が持続するということです。

まず基礎となる障碍があって、それが成長過程で障碍あるいは症状として表に現れるというわけです。そのような障碍あるいは症状が一次障碍といわれるものです。そして二次障碍がハンディキャップ（handicap）となります。具体的にいえば、主に青年期に現れるさまざまな行動障碍、その他いろいろな行動面の問題を指します。しかし、ここで一番問題となるのは、出発点となっている基礎障碍というものが果たして何を指しているかということなんですね。

仮説としてはこれまでにもいろいろ指摘されてきましたが、いまだきちんと実証されたものはないんです。あくまで仮説段階でしかないんですね。

ですから一次障碍（disability/disorder）は基礎障碍の成長過程で発現したものと簡単にいうことができるのかということなんですね。

私はそれに対してとても疑問を持っているんですね。診断基準にもなっている一次障碍とされているものも基礎障碍との関係のみで考えるのではなく、先に述べたように「素質」と「環境」の関係で理解していく必要があると思うのです。

私のこれまでの臨床経験に基づけば、障碍や症状といわれているものの大半は、生まれてから後の関係の中でできてきたものだと思うのです。すべての行動上の問題も関係の中で生まれてくるんです。関係の視点で理解しないと、その成り立ちは分からないんだと私は思っています。

詳しいことは最近出版した『よくわかる自閉症』（法研）という本に書いていますのでそれを読んでください（会場、笑）。今日はこれまであまり取り上げたことのない話をしようと思っています。

「字義通り性」とは何か

子どもたちにみられるいろんな特徴、気になる特徴を関係という視点から見たら何が見えてくるかということを、ある具体例をもとにお話しします。

一番わかりやすいのは言葉の問題ですね。言葉の問題は自閉症にもっとも特徴的な形で出現しますが、その中でもよく知られているものに「字義通り性」という言語症状があります。分かりやすい例を示しましょう。

私は九州に長くいましたけど、そこで教えていただいた話です。

私の恩師である村田豊久先生が主治医をやっておられたんですが、北九州に天才少年と呼ばれていた子どもがいたんですね。その子は自閉症、今でいえばアスペルガー障碍といえるタイプの子どもでした。地元の新聞にも載ったことがあったほどで当時有名な子どもでした。

まだ小学生でもないのに難しい算数の問題を難なく解くんですね。

その子が小学校に入ったんですね。

小学校に入ってしばらくして、月曜日の朝に恒例の朝礼があるわけですね。

朝礼があって、生徒さんがみんな校庭に並ぶわけです。そして、壇上で校長先生が「皆さん、おはようございます。元気でしたか」などと話を始めるんです。

すると、どこかでぺちゃくちゃおしゃべりしている子どもがいたわけです。

校長先生は「誰ですか、おしゃべりしてるのは」とおしゃべりしている子どもたちに向かって注意した。そうしたらおしゃべりしていた子は、はっとしておしゃべりをやめたのでしょうね。でもその時その場にその天才少年がいたんです。みんながシーンとなって静まり返っていた時に、彼が突然「校長先生」と言ったわけね。「誰ですか、おしゃべりしてるのは」と校長先生が言ったので、それを受けて天才少年はこのように即座に答えたのですね。

この時の天才少年の反応が「字義通り性」という特徴をよく示していますね。字面だけみれば、「誰ですか、おしゃべりしているのは」と言ったんですから、確かにおしゃべりしているのは「校長先生」ですから、彼の反応は正解となるわけですが、このとき校長先生がどのような場面で誰に向かってそれを言っているか、その状況を考えれば、こういう答えはあり得ないのですが、その状況が読めないわけです。

それが「字義通り性」というように表現されているわけですね。今風に言えばＫＹ（空気が読めない）ということになるのでしょうか。

これまでずっとこのような「字義通り性」という言葉の問題はとりわけ自閉症の特徴といわれてきました。しかし、なぜそれが生まれるのかという疑問にはいまだ誰もきちんと答えていないのですね。説明できていませんね。

実は「字義通り性」という現象は子どもと私たちとの関係の中で生まれてくるものなんですね。つまり、私たちが関係する中で必然的に生まれてくる現象なんです。

対象のもつ多義性

この問題をちょっと考えてみることにしましょう。

これは何ですか（と聴衆の前の机を指して皆に問いかける）。

（聴衆のひとりが「つくえ」と答える）ああ、いい反応ですね。マイク差し上げなくても「机」って答えてくださった。

（つぎに私が机の上に座って）私がこうしたら。こういうふうにしたときには（これは）何でしょうかね。机ではありませんね。

今の私にとってこれは「いす」なんですね。その上に座っていますから。皆さんの中には「つくえ」と答えたくなる人もいるでしょう。机でも間違いじゃないでしょ。ここで私が今何を言いたいのか、みなさん大体わかりましたよね。

ある対象、何でもいいんですよ、ある対象が時には「机」になり、時には「いす」になり、時には「いた（板）」になり、時には「つやつやした光り輝くもの」、時には「キャンバス」にもなるかもしれません。落書きをする学生さんにとってそれは机ではなく「キャンバス」といっていいかもしれません。こういうふうに一つの対象をそれは何だと一義的に決めることはできないのですね、ある対象が一つの意味だけを持っているというわけじゃないということですよね。

皆さんだってそうでしょう。

お名前はAさんです。お年は○○歳です。他にもいろんな属性があるわけですよ、身長、体重、性格など。みなさんそれぞれに自分の属性があるわけでしょう。

物にはすべてさまざまな属性があるんです。

でも、私が今、男の人と女の人はどのくらいかしらと言ったときには、私は男性か女性かっていうところだけをみているわけでしょう。

で、今日は老若男女、お年寄りが何人か、若い人はどのぐらいいるかとみるときには、年齢を言ってるわけでしょう。つまり、私があなた方に対して何に注目しているか、おいくつかしらと頭に描いていたら、年齢という属性に着目しているわけですよね。そういうことなんですよ、対象の持つ意味というのは。こういうことは頭ではわかるでしょう。でも現実世界はそれほど単純ではないんです。そこに悲劇が起こるんです。

「風船」というものをちょっと頭に思い浮かべてくださいね、風船といわれるものです。

言葉で言うからいけないんですけど、そのような対象を具体的に思い浮かべてくださいね。

ある子どもが、風船をもって「ママ……」と言ったら、この子は風船を膨らませてほしいのでしょう。だからママはそれを膨らませる。その子が膨らんだ風船を持っていた手を放すと、空気がピューッて、空気が出ていくのを、（頬に当てて）このように味わう。

そうかと思うと、ある子どもは、風船を膨らませてもらったのを「みて、みて」とママに言いながら指で押している。その感触が気持ちがいいのですね、弾力性があるから。ある子どもは膨らませてもらった風船を光にあてて、表面がテカテカと光っているのにうっとりしている。

同じひとつの風船といわれている対象でも、その子がどういうところに注目しているかによって、その対象の意味はその時その時でみんな違うんです。これって当たり前のことでしょ。

でも、ある状況に置かれると、人間ってそういう柔軟な対応ができないものなんです。

例えば、ある自閉症の子が一日に何十個も「風船、風船」と親に要求する。他人事ですから風船は安いものだから、まあ、欲しいだけやっていいじゃないのなんて思うけど、そのお母さんにしてみれば、風船もね、こんなに毎日要求されると高いものなんですよ、そうじゃなくても大変ですからね。

そういうお母さんの心境を考えると、「ああ、また風船か、また風船か」ということになりますね。いつも風船ばかり、どんな時にも風船ばかり要求するんですからね。そういうふうに風船にとらわれているお母さんが相手すると、その子はますますがむしゃらに要求するんですね。

そうなると要求することに意味があるようになるんですね。そういう関係になるんですね。

でも、子どもが風船で自由に遊び始める。そうしますと、間もなくこういうことが起こるんですね。

時には、その表面を指で押してみる。するとふにゃふにゃとした感覚を味わう。あるいは、いろんな色とかその違いを面白がったりするなど、その対象にいろんな特徴や性質があるということに子どもが思わず体験的に気づくわけですね、当たり前ですけど。

それが子どもの興味や好奇心を高めるわけでしょう。そうすると、「ふんわふんわして気持ちいいね」とか、「おお、テカテカしてきれいだ」「おお、ぴかぴか光ってきれいだね」「(頬に)ピューッと風が吹いて気持ちがいいね」とか、つきあっている私たちもついこのような言葉を思わず発したくなりますよね。

子どもの世界に入って、つきあって、こちらも子どもになってみれば、そういうふうに思わず言葉を発しちゃうわけですよ。風船にまつわる多様なイメージをそこで味わう。そういう体験がものすごく大事なわけですね。

子どもはそのような体験を楽しもうとしているのに、親または周りの大人は、いつも常に「風船」、「風船」、「風船」とずっと言い続けるわけですね。もしそのように大人から言われ続けるとどうなると思います、言われた方は。

その風船という言葉が子どもに焼き付くわけですよ。子どもの体験とは全く逆のことがここで大人の側に起こっているんですね。わかりますか。

本来は多義的であるはずの対象、いろんな意味を持っているはずの対象に対して、大人の方が「風船」という言葉にとらわれて、「風船、風船、風船」という言葉を子どもに投げ続ける、こういう関係が起こるんですよ。

対象の一義性へのとらわれ

これは、先ほどから自閉症の子どもの特徴として取り上げていた字義通り性の問題からみると、逆転していますでしょ。つまり、大人の側こそ「字義通り性」の状態になってしまっているわけです。大人の側がまさに字義にとらわれているんですよ。

いまの話で何となく不可解な顔をされてらっしゃる方が何人かいらっしゃったから、もうひとつ具体的にわかりやすい例で説明しますね。赤ちゃんが泣いているとしましょう。

ああ、泣いている、お腹空いたわね。ああ、また泣いている、お腹空いたわね、というように、みなさんはワンパターンでは対応しないでしょう。ああ、おむつがぬれて気持ち悪いのね。ああ、ねむねむね、眠いんだろうから寝ましょうというように、泣いている声を微妙に聞き分けて、感じ分けてやっていくわけでしょ。

でも泣いている、だからオッパイやればいい。そういうふうに短絡的にとらえてしまう親もいるんですね。赤ちゃんが泣いている、お腹が空いたんだ、というような一義的な受け止め方をしているんですね、そのお母さんは。

これは字義通りということと同じことでしょ。

そういうことが実際にある特殊な関係になると起こるし、そういう関係におちいるんですよ。こういう関係のなかで言葉が発せられているんですね。それは子どものこころの中に必ず焼き付きますからね。

発達障碍といわれている子どもたちが、独り言のようにしてつぶやくセリフがたくさんあるでしょ。よく聞いてご覧なさい。身近な人の言ったセリフをつぶやいていることが非常に多いんですよ。

次々と頭のなかに具体例がわいてくるものだから、こんなことを言っていたら時間がどんどんたってしまうので、このへんでやめましょう。

ミラーリング、映し返し

関係をみるということはそういうことなんですね。だって、子どもからみると、最初に出会う対象のもつ意味はわからないんですよ、「えぇーん」と泣いていても、自分がなぜ泣いてるのかはわからないんでしょう。

でもそのときに「お腹空いてるのね、よしよし」とお母さんに言ってもらう。そのようなことを積み重ねていけば、自分の生理的な変化によって泣くということに対して応えてもらえて満足感が得られるようになっていきます。

そういうふうなフィードバックがずっと繰り返されていけば、次第に子どもはまたお母さんにかまってもらおうとして、わざとらしく泣くようになる。あるいは「マンマ」という言葉の響きの中に、お腹が空いたという感情が込められたりするようにもなる。

そこにこそ生きた言葉が使われ始めていると言っていいわけです。

そのようになるためには、今言ったようなこちらのかかわり、もっと具体的に言えば、子どもの気持ちを感じとって、そして投げ返すというミラーリングをしていくということが、子どものこころをはぐくむためにはとても大切なんですね。

今、時代は変わってきましたよね。ミラーリングと私がいま申しましたけど、今や脳科学の世界ではミラー・ニューロンが大きなトピックスのひとつになっていますね。あと数年したら、きっと劇的に変わると思いますよ、今日話したミラーリングがいかに子育てにおいて大切かっていうことが力説されるようになると思っています。そのように私は予測してんですけど。数年後に私の予想が当たっていたら面白いですけどね。

アタッチメントの特徴をみて分かったこと

そこで、私は「関係」が難しいということはどういうことなのか、そのことをきちんととらえてみたい、そしてきちんとした臨床をやりたいと思って、この前までいた東海大学で母子ユニット（図1、2）での研究を始めたんですね。その際に枠組みとして使ったのが新奇場面法（strange situation procedure：SSP）（図3）なんです。これは心理学的な実験手法なんですね。

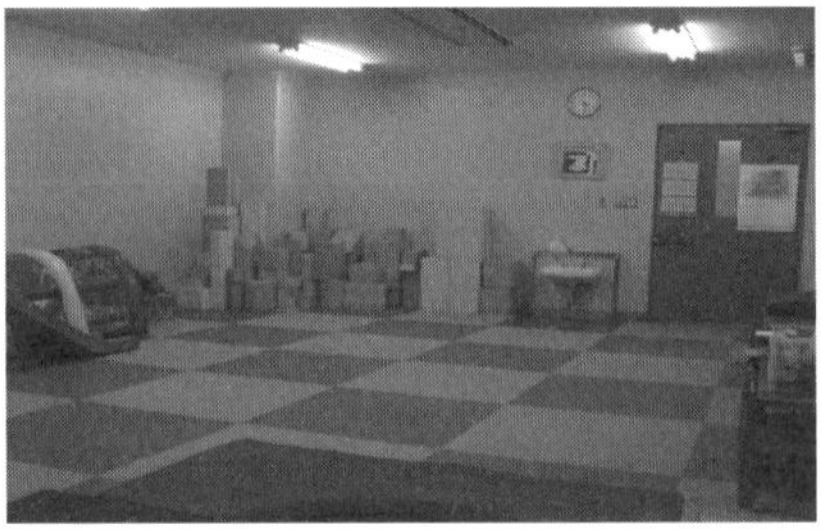

図1　入口の反対側からみた母子ユニットの内部（天井右奥にカメラ設置）

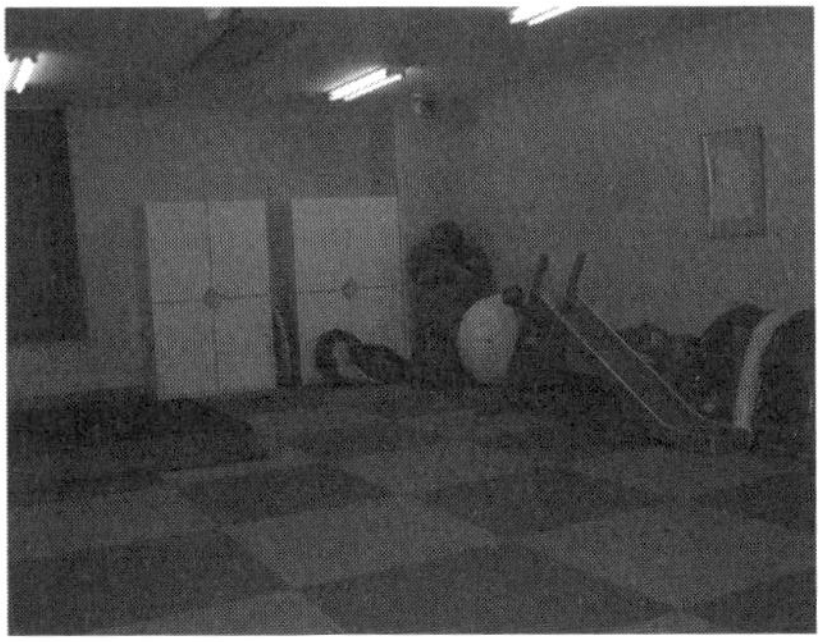

図2　入口からみた母子ユニットの内部（天井右奥と中央にカメラ設置）

簡単にいうと、ある場所で親子に一緒に過ごしてもらって、三分後にその子どもにとって見知らぬ人、すなわちストレンジャーであるスタッフが入って、その後お母さんに部屋

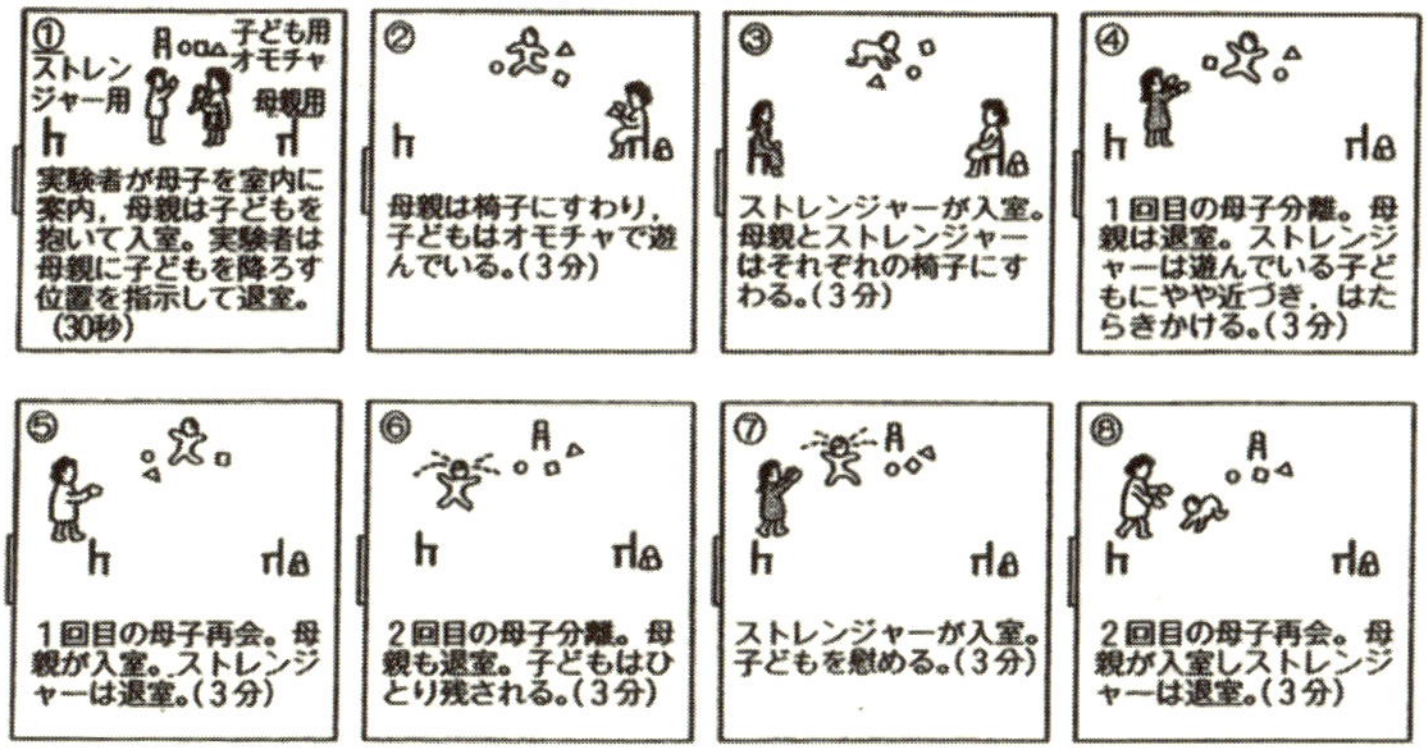

図3　新奇場面法（SSP）

から出ていってもらって、ストレンジャーが子どもの相手するんです。その三分後にお母さんが戻ってくる。そのときにストレンジャーと入れ替わる（ストレンジャーは退出する）。そしてその後、今度はお母さんが部屋から出ていって、子どもを一人きりにする。そして、すぐにお母さんに戻ってもらわなくて、まずは、ストレンジャーが相手をして、最後にお母さんに戻ってもらう。そういう実験なんです。

お母さんと一緒にいる時の子どもの反応、お母さんがいなくなった時の反応、お母さんが戻ってきた時の反応、ここに何が、どんなドラマが起こっているのかということを見ようとするための実験で、私はこの実験を通して親子の関係を随分みてきたんです。

また他のお子さんを紹介します。[注1]

四歳の子どものその場面をお見せしましょう（実験場面のスライドを見せながら説明）。

注1　この事例の治療経過については拙著『自閉症のこころをみつめる』（岩崎学術出版社）に詳しい。

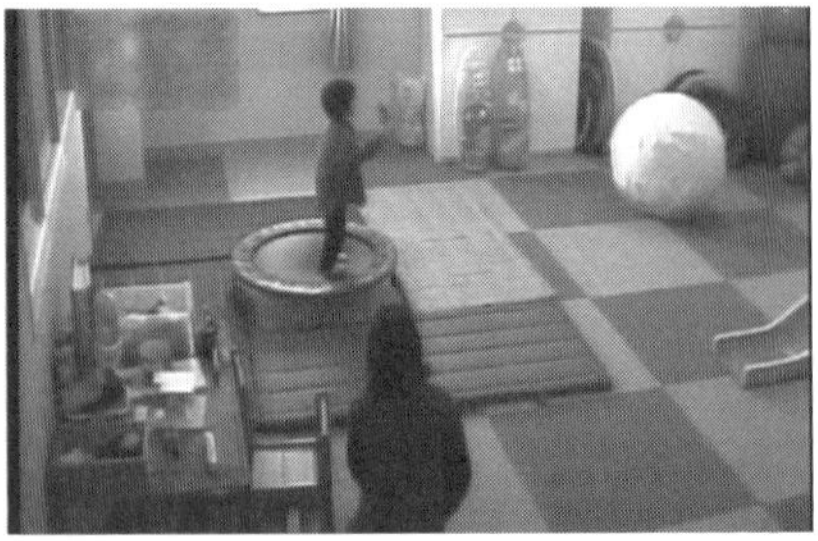

図４　SSP ②の一場面

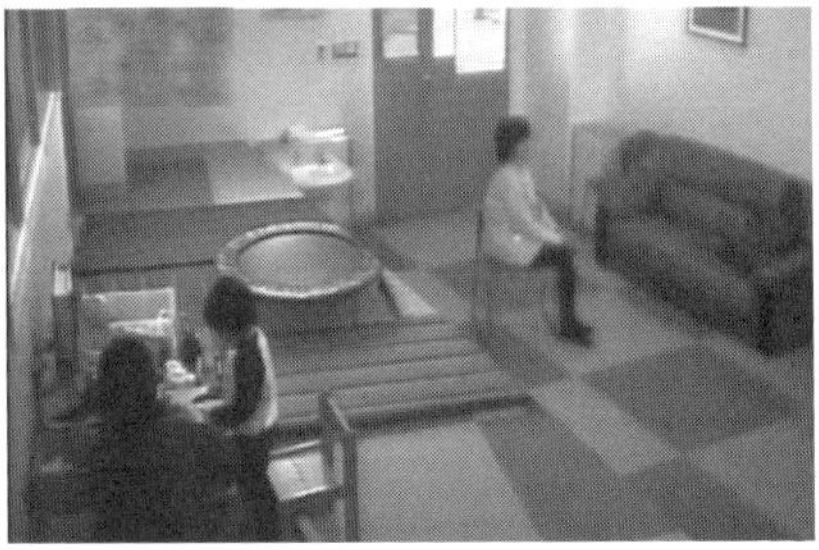

図５　SSP ③の一場面

図４をごらん下さい。ＳＳＰ②の一場面です。このお母さんは子どもに一生懸命働きかけています。ほら、○○ちゃん、これあげるよ。ほら、これ何ほら、これおもしろいよ、っていうようにとても一生懸命子どもに言葉かけをしている。それに対して子どもは黙っていて、声ひとつ出さない。

図５をごらん下さい。ＳＳＰ③の一場面です。そこにストレンジャーが入ってきます。スタッフが入ってきたら、お母さんはすぐストレンジャーにあいさつをし、子どもにおもちゃを指差して、「○○ちゃん、先生にどうぞ、どうぞして」って言ってています。そしたら子どもは黙って、すぐにお母さんの言われた通りにストレンジャーにどうぞをしています。お母さんはストレンジャーが入ってきたことに気を遣われたわけですよね。だからすぐ子どもに他人が入ってきたことを気づかせ、気を遣わせているんですね。すると子どもはお母さんの言われたことをすぐにやっているんですね。

でも子どもはお母さんと一緒にいる時は、お母さんがいろいろ働きかけてもほとんど反応せずに黙っています。ただ、時々言われたままオウム返しのように応答しているんですね。

その後、お母さんが部屋から出ていきました。最初、お母さんがこの実験をする前には、私がいてもいなくなっても子どもの反応は変わらないと思いますよ、とおっしゃっていたんですね。ところがどうして、大変なことがいろいろ起こったんですよ。お母さんがいなくなると急に変わるんです。

一人きりになって、ママが行ってしまったということを、子どもはちゃんとみているんですよ。顔にも寂しさというか心細い緊張が現れているんです。

どんな反応をしたかというと、「ああっ、あああ」っと言って、突然自分の世界に入って一人芝居（のようなこと）を始めたんです。空《くう》に向かって、「ううっ」とか言ってね。そして腕がチック様の奇妙な動きをみせるんです。

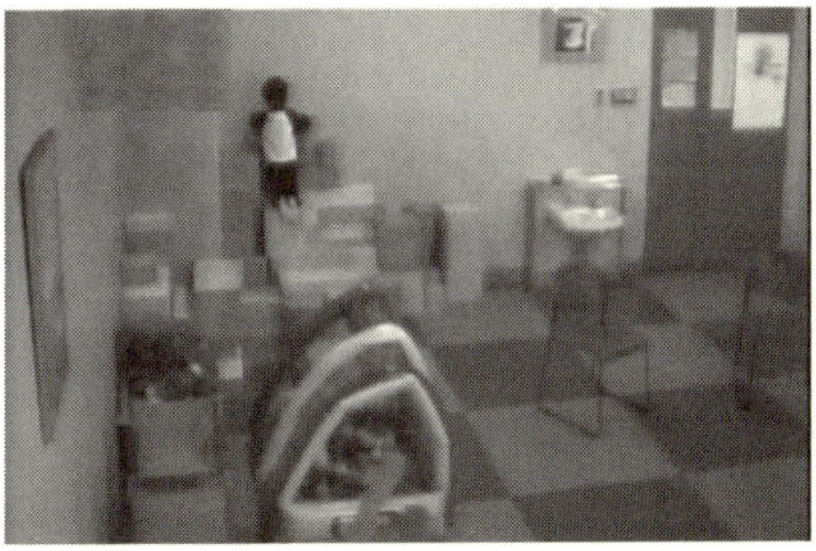

図６　SSP ⑥の一場面

すべてお母さんがいなくなってからの反応なんですよ。一人芝居、独り言を言っているんです。

それから彼は、ブロックの上へよじ登ったんです（図６：ＳＳＰ⑥の一場面）。壁に並べてあるブロックに。それまで彼は部屋の真ん中にいたんですが、じっとそこにいると落ち着かないんでしょうね。どこか隅っこに行く、とにかく高いところに行ったんです。

このような反応ってよく理解できますよね。われわれに今ここで、津波が来たとか、何かそういう大変なことが起こったとしましょう。皆さん、どうしますか。部屋の真ん中でボーっと突っ立っていたりしないですよね。

私はこの子どもの行動をみていて、とてつもない不安な状況に置かれた時、人間はどんな行動をするのかということを教えられたんですね。

そして、驚いたことに、お母さんが出ていって二分半ぐらいたってからですよ。彼は突然思い出したかのようにしてドアのところに走って行ったんです。それまではお母さんを全然追わなかったんです。にもかかわらず、二分半ほどたってからこういう行動を起こしたんです。ストレンジャーが入ってきて、またお母さんが戻ってきました。そしたらおさまるんです。

関係欲求をめぐるアンビヴァレンス

この実験をすると、いろんな反応を認めるんですが、子どもが示した反応の中核には何があるかを考えたんですね。おそらくそれはこういうことだろうと思ったんです。

それは何かと言いますと、アンビヴァレンスという心理状態ではないかと。関係欲求、かまってもらいたいという気持ちがある。甘えたいということですよね。でも、いざ親に近づくと、自分が傷つく、あるいは相手を傷つけるような不安が起こってしまう。そのために親に近づけない。そして遠ざかっていく。そうすると心細さがいつまでも満たされないし、構ってもらいたいという気持ちも満たされない。

そこでジレンマが起こるわけですね。ジレンマが起こるとますます構ってもらいたい欲求が高まりますね。

高まるけどいつまでもそれが満たされない。だからこのようにして負の循環、悪循環が起ってしまう。必ずこういうことが起こるんですね。親との関係で子どものこころにはこのようなアンビヴァレンスが必ず起こるんですね。

このアンビヴァレンスのことを、私は最初にお話した本（『よくわかる自閉症』）の中では、子どもが生来的に持っている知覚過敏に基づいたものだというふうに書いたんですね。でも本当のところはあまり自信がなかったんです。

講演などでよく質問されるんですね。アンビヴァレンスは何が原因で起こるのかと必ずと言っていいほど聞かれるんです。今のところ自閉症の原因論は器質論が盛んです。そんな背景があるので、生来的な知覚過敏がそのもとにあるというように述べておくのが無難ではないかという思いが正直なところあったんです。でもここでいう原因など証明しようがないですよね。それでそういうふうに書いたんですけど。

『よくわかる自閉症』の書評から学ぶ

最近『よくわかる自閉症』の書評を小倉清先生（クリニックおぐら院長）が書いてくださいましてね（こころの科学、一四〇号、一二六頁、二〇〇八年）。

それは違うと思うと率直に書いてくださったんですね。子どもは生まれてしばらくは母親に全面的に依存しないと生きていけない。しかし、母親にはいろいろな事情があって無条件に子どもを全面的に受け止めることは容易なことではない。だから必然的に子どもは母親の反応に対して敏感にならざるをえない。そうしないと生きていけないわけですから。そのような条件こそが結果的に子どもを敏感にさせるものではないかと指摘してくださったんですね。

私も今ではそう思っています。そのような親子の様子をＳＳＰでは頻繁に目にするからです。

子どもは生まれてからしばらくの間、全面的に身近な人に頼らないと生きていけない非常に無力な存在です。ですから、私たちは全面的に彼らを無条件に受けとめて育てなければ育たない。子どもはひとりでは心細い、だから甘えたいという気持ちがものすごく強いわけですよね。

でも、私たちには無条件に子どもを受け止めることがいつもできるかというとそうではない。さまざまな事情というものがあるわけですね。

でももっと大きい意味をもつのは、その親自身の生まれてからこの方、とりわけ小さいころに甘えという か関係欲求がどういうふうに満たされたか、あるいは満たされなかったか、それにまつわるどんな経験をしたのかっていうことなんですね。

そのことが子育ての中で露わに出てくるんですね。悲しいことですが。

だから私たちは無条件に子どもたちの心細い気持ちを受けとめられないことが多々あるわけですね。

発達障碍といわれる子どもたちの場合には、それが非常に強いんです。

親子の間に悪循環が生まれていると、ますますこういう思いが強くなる。自分のそういう気持ちを受け入れてもらえるかどうか、子どもはいつも親の顔色をうかがっている。親をモニターしながら、とても気を遣いながら行動しているんですよ。

そういうことが母子臨床をやっていてものすごく見えてきたんですね。

もし、私が一般の病院の診察で、「はい、いらっしゃい」。いや、いらっしゃいとは言いませんね。（会場、笑）「お子さんのどんなことがご心配ですか」というような型どおりの診察をして子どもばっかりみて、お母さんの話を聞いていたら、発達障碍だ、自閉症だという診断をしてしまっていたでしょうね。

そんな診察ばっかりしていたら、親子のこうした問題はちっともわからなかったと思いますね。

東海大学で、新しい学部ができて好きなことをさせてもらっていたものだから、こういう母子ユニットをつくることができたんです。おそらく東大にもこんなものはないでしょう。

この実験をしてきて、いろんなことがわかったんですね。恐ろしいことなんですが。だってお母さんでさえ、この子、私がいなくても何の反応もしないと思いますよっておっしゃられたんですから。

でも、そうじゃないんです。このビデオをお母さんにその場でお見せしました。そうしたら、びっくりされていましたよ。私がいないとこんなに心細い反応するのかしらと、驚かれたんです。

これは親にとっては、いい意味でショックでしょ。ああ、うなずいてくださった。前から二番目の方。こういう反応があるから話す勇気がわいてくるんですね。（会場、笑）

これまで私はなかなか大変だったんですよ。五年とか十年前まで、私は周りから地獄のようなひどい評価を受けてきたんですから。小林の話は母原病の再来だとね。

子どもには、こういう気持ちがいっぱいあるんですよ。当然のことです。ですから、子どものいろんな行動は、すべてその子どもの今の気持ちの表れなんです。

そういうふうにみていただけると、子どものことがものすごくわかりやすくなりますよ。

でもそれは大変なことなんです。

なぜかと言いますと、そういうことを感じられるか、感じとれないかというのは、己の身ひとつにかかっていますから。己の身ひとつで勝負しなくてはいけない世界ですよ。チェックシートで、視線が合わない○《マル》、（会場、笑）。一〇項目のうち六つ○だからこれでいいんだ、というようなことばかりをやっていたらいけません。臨床の力はつきません。本当にそう思いますよ。

己自身の全存在を駆使していないからです。子どもは私たちの生きている環境の中で活動しているんですよ。私たちが子どもに直接会うでしょう。するとそこで必ず私たちのこころも動きますでしょう。でも多くの場合、医者はそこではまるで無色透明な存在であるかのように思っていて、この子は自閉症だ、発達障碍だなどと、行動をチェックするだけでいろんなことがわかったようなことを言っているんです。

でも恐ろしいことに今では親もそんなふうに子どもをみるようになっているんですよ。

これほど悲劇的なことはないですよね。親に向ける気持ちの表れがいろんな行動に出ているのに、それが自分との関係の中で出ているとは気づけない悲しさ。

人間ってそういうものなんですね。

岡目八目って言うでしょう。私には見えても当事者には見えない。もちろん、その逆もあるんです。

私自身が関わっていて子どもがこうなっちゃった。もう大変になってしまう。そんな時、関わっている私には見えなくても他の先生だったら見えたりするんですね。そういうことは大いにあると思いますね。

臨床とはそういうものだと思いますよ。

だからこのような仕事で飯を食っていけるんですね。

親子の関係の修復

ではどういうふうにして親子の関係を修復していくかという話をこれからしようと思います。今からがおもしろい話ですから、しっかり眼を開いて。（会場、笑）

今度も具体的にお話ししますね。

子どもが自分に反応してくれない。すると、こちらは無視されているような感じを持ちやすいですね。そういう体験は誰にとってもいい気持ちはしません。焦りますね。周りからもいろいろ言われますし。ものすごいプレッシャーですよ。そのプレッシャーからくる焦りというのは、本人はそう思っていないけれど、ストレートに生々しい形で出てしまうんですね。

ある坊やを例に出します。D君としましょう。

目の前の母親に甘えることもできない。そんなものすごい心細い状態のお子さんです。でもお母さんは一所懸命になってなんとか言葉かけをしなくてはと思って、働きかけていることも少なくありません。

でもそんな心細い状態の時に、「Dちゃん、ほら、これがあるよ、これ、ほら……」などとお母さんから言われます。それは言葉を機関銃で発しているようなものですね。機関銃のようにものすごい勢いで子どもに言葉が押し寄せてくるわけですよ。言葉の洪水といってもいいでしょう。まさにそうでしょう。だから、こういうときには子どもは一切声を出しません。声を出さないというのは、実は声を出そうと思っても声が出ないといった方が実態に近いと思うんですけど。

なぜ声が出ないかわかりますよね。こんな時には声は出しませんよ。だって声を出したら、すぐに自分がどこにいるか気づかれますから、襲われてしまいます。だからびくびくしているときには、じっと自分の存在が相手に気づかれないようにおとなしくしています。まわりに対してとても警戒心の強い状態のときは、人間はみんな誰しもこういうふうにします。

そして、どうしているかというと、目の動きでは物事を正視しないんですね。正視したら、何や、あんたおれに因縁つける気か、って言われるでしょう。だから電車の中でも皆さんそうでしょ。変な人がいても、チラチラ、いやな人がいるわと思いながら、その人を正視するようなことはせず、斜めからちらちらとしかみることはしませんね。私は知りませんよという顔をしないと怖いですから。何ですかあの人は、なんて正面切って言ったら、何や、あんた文句あるか、なんて言われちゃうでしょう。都心の電車に乗ると、そんな人ばっかりでしょ(笑)。我々でもそうでしょ。一緒ですよ。

生まれてからずっとそういう状態で育つと、常に相手に気づかれないようにして周りの様子をうかがうんですよ。そうしたらどうなると思いますか。

我々は正視したときに一番よくものが見えるように自然に、網膜の細胞は変化を遂げていくんですね。そのように変容を遂げていくんです。これは生物学的に実証されています。

しかし、小さいときからそういうふうにおびえて常に周辺視野を使っているとどうなるかということですね。自閉症のお子さんが周辺視野を使ってみていることはよく観察しますね。彼らには独特な目の使い方があるとよく言われるでしょう。自閉的視行動といわれているものですね。

だから彼らの周辺視野はすごく発達しているというか、よく見えるようになっているんですよ。日頃からずっとそこを使っているからそうなるんですね。だから、いつも使っていれば、そこが当然発達してきます。使わなければ衰えるんです。

自閉症の人のいろんな特徴というのを、成長過程でのいろんなゆがみがいろんな形になって表れているというふうにみていけば、非常によくわかるんです。

アンビヴァレンスの悪循環を断ち切る

では、いかにしてこのアンビヴァレンスの悪循環を断ち切るかということなんですね。

そのためにはまずお母さんにつぎのような働きかけをすることが多いですね。

言葉かけをちょっと抑えてみましょうか。とりあえずお子さんの様子をじっくりみてみましょう。お母さんから何か働きかけるということはされなくてもいいんで、お子さんがどういうことをしようとしているか、どんな気持ちで今動いているかとか、お子さんの様子をじっくり見ながら、それに応じるようにこころがけていきましょうというようなことを助言するんですね。

お母さんたちはものすごく一生懸命されてらっしゃいますからね。

あるお母さんには、ちょっと肩の力抜いて手抜きをしましょうねとか、人によっていろんな言い方をしますが。そのお母さんは手抜きをしていいんだって言われて、すごく楽になってほっとしたとか言っていました。

それがうまくいくとすぐに効果が出てくるんです。かなり変わってくるんですよ、子どもが自分を表に出すようになってきます。

そういう雰囲気が生まれると親御さんもゆったりしてきますし、そのような守られている場に子どもがいることで、子ども自身もその空気を感じ取って伸び伸びしてきて、自分を出しやすくなるんです。最初のころは、親御さんの方が前景に出て、お子さんの方は後景に退いちゃっていたんです。

でもこんな関係の変化が起こってくると、相対的に子どもは前景に出てくるということが起こってくる。これがすごく大事なんです。子どもの生きざまがすごくわかりやすく感じとれるようになるわけです。

そうすると、いろんな反応が起こってくんですよ、でもそれからが大変なんです。

それで万々歳にはならないんですね。

ここまでうまくいくと多くの子どもでは自己主張がどんどん強くなるんですよ。

そうすると親に不安が起こるんですね。こんなに自己主張が強くなると、このまま行けば、どんどんひどくなって手がつけられなくなる、そんな状態になりはしないかと不安になるんです。

だから早くしつけなくては、という気持ちが強まってくるんですね。

やっと子どもが自分を出し始めてきたと、こちらは思っているのに、親御さんは何かしつけなくてはいけないんじゃないでしょうかと言い始める。

これ、冗談じゃないんですよ。本当の話です。

そういう経験をいくらもしてきたもんですから……。お母さんからみると、それまでのD君からすれば、とてつもない強い自己主張なわけですよ。今までのお母さんが持っていたD君のイメージが豹変したようなものですよね。

これからが大事なところなんですよ。

何かと申しますとね。この親御さんは、口ではすごく子どもが自分に甘えてきてくれたらうれしい、甘えてほしい、甘えてほしいと強く思っていて、日記にいつも書いてらっしゃったんです。甘えてほしい、自分を必要としてほしい、ということを。

それだけ強い思いをもってらっしゃる方でも、実際にこのような変化が子どもに起こると戸惑ってしまうんですね。子どもが実際に甘えてくるんだけど、親が期待するような甘え方で自分を出してくれないということですかね。

最初から親が期待するような甘えなんて、出ないんですよ。

今までたまっていたものが出始めたときには、穏やかに「ママッ」なんて言ってくれるわけないでしょう。たまっていたわけですから。

ふたを開けたら、大変なことで、「ぎゃー」ってなもんでしょう。びっくりしてしまいますね。すごいんですよ。怖いんではないでしょうかね。でもその後がとてもドラマチックなんですよ。子どもはだんだん自己主張が強くなって、いやっ、だめって言うようになったんですね。

子どもが「ノー」と言えるようになったわけですね。（当時）都知事の石原慎太郎じゃないけれど、「ノー」が言えるということは大事なことなんですね。（会場、笑）

スピッツ[注2]という学者はその重要性を強調していますでしょ。「ノー」って言い始めるわけですよ。「いや」ってね。

この時に私たちはそれにどう対応するかが問われるんですよ。

このお母さんの場合には、自分が突き放されて見捨てられるような不安を起したんですね。

そうすると、どういうことが起こったかといいますとね。

子どものご機嫌をとるんです。子どもに過剰につき合い始めるんです。

子どもが何かしたら「ああ、できたね、Dちゃん」と過剰に褒めまくるんですね。そう言われると子どもはますますそれ（褒められたこと）をするようになるわけですね、当然のことです。

なぜこの子がこうしているかというと、私はその場につき合ってみてて、この子は今自分がなくなる不安を起こしているんだと思ったんですよ。

子どもが逆に親にしょっちゅうまとわりつかれてご覧なさい。常にその人の影響の元で自分が何かをやっ

注2　ルネ・A・スピッツ（Rene A. Spitz, 1887-1974）。精神分析学者でありながら、独自な視点から乳幼児、とくに生後一年間の母子関係の成り立ちを究明した研究者としてよく知られている。翻訳された著書に『母‐子関係の成り立ち』（古賀行義訳、同文書院、一九六五）、『ノー・アンド・イエス』（古賀行義訳、同文書院、一九六八）などがある。

ている。それってたまらないでしょ。自分で思うようにできなくなる不安を起こすんですね、子どもがね。

でも、その時の親は、ああ、そうなんだ、この子は今自分を何かしっかり確かめて、確認して、何か新しい世界を少しずつ経験しているんだというように、ゆとりを持って見れなかったんですね、このお母さんは。

子どもに見捨てられるような気持ちになった。私はそれを見たときに、お母さんの子ども時代を想像したんですよ。すると、こんな場面が浮かび上がってきたんです。

お母さんは子どものときすごくお利口さんで、自分の母親の期待に応えられるように、頑張ってこられたのではないかと。そういう人生を送ってきた人ではないかと思ったんですね。そういう子どもの時の体験を想像したんです。

そこで私はそのように感じたことをお話ししたんです。子ども時代に、自分の母親に褒めてもらえるように、褒めてもらえるように、頑張ってこられたのかなという感じでね。

今、目の前で起こっていることを私との間で取り上げるわけです。そうするとすぐに気づかれるんですよ。子ども時代の自分がそこですぐによみがえるわけですね。このような臨床をやっていると、そのようなことがよく起こるんですね。

別のケースをお話しししますね。

Cちゃん（三歳男児）としましょう。

初診の時でした。

Cちゃんは部屋の中を活発に動き回っているんですが、どうも母親の存在をいつも意識しているんですね。この子は甘えたいのに、お母さんに近寄れないんだなとみていて強く感じたんですね。何度か会っていくうちに、ある時期から母親に甘え始めたわけですよ。

いい感じになったなと私は思っていたんですが、そしたらある時、母親が座っていたところに、母親の両膝の上に頭から突っ込んできたんですね、奇妙な甘え方ですけれどね。

その時、お母さんは突然つぎのようなことをしたんですよ。

「ほら、あそこに、あんなおもちゃがあるよ。あれやってみたら。パカパカお馬があるよ。あれ乗ってみたら」って子どもの気をそらそうとしたんですね。

この時お母さんは思わずそうされたんだろうと思うんですね。なぜ、そういうふうにお母さんが反応されたと思いますか。本当なら「よし、よし、よし」ってすればいいと思うんだけどね。

でもこの時お母さんはそんなことはできないんですよ。まさにそこに、自分の子ども時代が映し出されているんです。

その時にこのお母さんが話されたことはと言いますと、詳しいことは話せませんが、自分の親の期待に応えるため一生懸命頑張ってきた。親に甘えるなんてことは、とてもじゃないけど、これっぽっちも考えられなかった……そんな感じのことをおっしゃったんですね。

ですから、このお母さんは甘えるということに関しては負の体験をもっている。だから、子どもが甘えると思わず、Cちゃん、ほら、やってごらん、ってなってしまう。子どもの気持ちを受け止めて、しっとりとした雰囲気にお互いが浸るなんてことは、この時のお母さんの身体は受けつけなかったんですね。

行動の背後にあるこころの動き

今お話ししたようなことは臨床場面でとても多いんですね。これは他人事じゃないですよ。私たち自身もそのようなことを知らず知らずのうちにやっていることが少なくないように思うんですね。

都内のある保育所での話です。私からみると明らかに子どもが甘えたそうな反応を示しているのに、それに対してとある保育師さんは負のイメージを持って対応されているんです。そういうところが少なくないような気がするんです。

今の世の中は子どもに対して甘えたらいかんというようなことをいろんな形で伝えているような気がして仕方がないんです。

先ほど例に出したお母さんは、私との話の中で自分の過去を思い起こして今の自分との関係について気付き、生活環境もいろいろといい方に変わっていくことによって、そこではじめてお母さんはゆったりすることができるようになりました。

そうしたら子どもは目立って甘え始めたんです。べたべたとまとわりつくようにして。まるで濃厚なラブシーンをみているようでした。

その親子にとってこんな変化は初めてだったんです。

親も自分の過去や経験に対して、距離を持って捉え直すことができて、それから解放されて、そこで初めて子どももお母さんに向かって自分を出すことができたんですね。

大人の発達障碍、行動障碍

では大人の発達障碍の場合はどうなのでしょうか。

先ほどから述べてきたような関係の問題がずっと続き、その悪循環が雪だるま式に肥大して、とんでもない状態になった人たちが驚くほどたくさんいます。そういう人たちが精神科病棟や入所施設にいるんですね。私の一番新しい本で『自閉症とこころの臨床』（小林隆児・原田理歩著、岩崎学術出版社）というのがあります。原田理歩さんというすばらしい臨床実践家がいるんですけど、彼女がそういった大変な人たちに対してどういうところに気を配りながら取り組んでいったか、その中でどのようにして彼らのこころが見えてきたかということが書かれています。

彼女が書いているひとつの印象的なエピソードをここで紹介しましょう。

ものすごく激しい行動障碍を示していた人（Bさん、男性）ですが、油断すると一瞬のうちにばーんと頭突きをします。職員は傷だらけになってしまうほどです。もう三十歳ぐらいだったかと思いますが、その人と関わっていた時のエピソードの中で、次のようなものがありました。紹介します。

ある土曜日の朝、朝食の時間でした。

Bさんは食堂に行っており、私は居住棟の方にいました。突然「ウギャァ〜ウオッ、ウオッ」と、食堂と居住棟の間をつなぐ廊下付近から、聞き慣れない大きな声がしました。

何事かと私が驚いて声のした方へ行こうとすると、突然、ものすごいスピードと勢いで、大ジャンプしながらBさんが現れました。

その額には脂汗をかき、必死な様子で私の目の前までやってきて左手で私の手をぎゅっと掴み、右手を挙げて「マッマッ」と何か訴えてきます。

私は訳がわからず、「どうしたの」と聞いた瞬間、Bさんの目がキッと鋭く光り、あっ、と思った瞬間には、ゴンッと思い切り鈍い音を立てて、私は眉間に頭突きをされていました。

私はあまりの痛さに目も開けられず、しゃがみ込んでしまいました。しかしBさんは、しゃがみ込む私の背中の背骨が出ているところへ、さらにもう一発、ドンッと頭突きをしてきました。

「これはただごとではない……」と、痛いけれどうずくまっているわけにもいかず、でも立ち上がることもできずに困り果てているところへ、騒ぎを聞きつけた男性職員が駆けつけ、間に入ってくれました。

食堂にいた職員も騒ぎを聞きつけて来てくれたので食事中の様子を尋ねたのですが、特に混乱する場面はなかったとのことでした。

しかし、あの声といい、この他害といい、何か理由があるはず……と、ふとBさんをみると、なにやら歩き方がおかしいのです。

そこで嫌がるBさんをなんとか男性職員に抱きかかえてもらいながら足を調べてみると、足首に傷があり赤く腫れ上がっていました。

「そうか。けがしちゃったね。痛かったね」と私が言うと、一瞬Bさんと私の目が合いました。その鋭い視線にどきりとしました。

そして次の瞬間、後ろからBさんを抱きかかえていた職員のあごに、後頭部で思い切り頭突きをしました。

どうやらBさんは、食堂から居住棟へ戻ってくる間に、どこかで足をぶつけ、けがをしてしまったようでした。

その声からしてもそれはそれは痛かったのだと思います。

その頃のBさんは、発する言葉は「マッ」しかなく、笑ったかと思うと頭突きするなど、快と不快の区別が非常にあいまいでわかりにくく、喜怒哀楽の感情も表情と合致していないと感じられることが多々ありました。

大きな声を出すことも珍しく、いつも小さな声でもごもご何かを言っていました。

それでもこの時のBさんはなんとか私に伝えようとしてくれたのですが、正直、あのすごい勢いと、常日頃受けている他害の恐怖から、何よりも先に私の体が反応してしまいました。

Bさんに手を掴まれた瞬間、無意識に私の体が緊張し、それが瞬時にBさんへと伝わり、他害に至ったのだと思います。

それはまるで私の強い不安をそのままBさんが自分の不安のように感じてしまったかのようでした。そして何より、「マッ」と右手を挙げるだけの彼とのコミュニケーションの難しさに、ひどく打ちのめされた気がしました。

傷の手当てにしろ言葉にしろ、人からの接近や働きかけを非常に侵入的に感じてしまい、なかなか安心できる関係を持てないBさん。

私の眉間は腫れ上がり、鼻も少し曲がってしまったのですが、この体験は、これ以後Bさんとどのように接したらよいのかを深く考えるきっかけとなりました。（一三八 - 一四〇頁）

原田さんは、とても難しい行動障碍の人の一挙手一投足、その動きの中に、彼らのこころがどのように反映しているのかということを、ものすごい鋭く読みとる才能にたけた人ではあるんです。だけれどもそれは天才肌の人のやっていることで、私たちにはおよびもつかないというのではないんです。そうではなくて、いかに日頃から、子どもたちのこころの動きに注意や関心を注いでいるか、ということが極めて大切だと彼女は教えてくれているような気がするんですね。

やれ、自傷だ。やれ、他害だ、行動障碍だ。じゃ、お薬だ、あるいは行動療法だと。そういうふうに行動で片づけてしまうんじゃなくて、行動の背後に動いているこころの動き、それが何なのか、それを私たちが気づくのは、私たちの自身の、この自分自身の存在を通してしか、感じ取れない。いやそのように否定的にとるのではなく、私たちの存在を通して感じ取ることができるのだということなんですよ。

他人の力を借りることなく、自分自身の存在こそが武器なんです。

そうしていくと次のような変化が起こってくるんですね。また引用します。

　このように、ささやかな毎日の繰り返しの中で、行きつ戻りつしながら、まずは私たち関わる側が言葉でのコミュニケーションにはこだわらず、Bさんの動きや目の様子、大きさ、色、形、目に表れる意図や感情などを、その場に応じて感じとり察するようこころがけました。

　またBさんに接するときは、Bさんの半歩後ろから彼に付いて歩くようにしました。何か衝動的に動いた時でも、まずはそれを制止するのではなく、何をしたいか、何をしたかったのかを見守るようこころがけました。

　全てを「マッ」だけで表現するので、その言葉一つに、さまざまな意味が込められています。その時々の状況によって、「マッ」の意味は限りなく変化するため、「マッ」の意味を探るというよりは、その時々のBさんの思いを感じとる、というかかわりが必要でした。

　そのためには、Bさんのことを丁寧に見守っていくことがどうしても必要でした。

　Bさんのことをよくみていると、園での生活の中で、見通しのつかない場面や待つ状況などが大変苦手なことや、周囲の音や動きに敏感に反応し、さまざまな刺激に翻弄されるかのように落ち着かなくなっていくことが多いこともわかってきました。

　そこで職員間でも何度も話し合い、Bさんを誘う場合には、できるだけ短い言葉で、わかりやすく伝えること、騒がしい場面はとても苦手なようなので、可能な限り、皆とは時間をずらして入浴や食事などを始めること、洗濯機を他の場所に移し、Bさんの衣類は職員で預かり必要に応じて用意していくなど、さまざまな生活環境を整えつつ関わっていくことにしました。

そして、Bさんが落ち着けない時には、何よりもまずは職員自身が落ち着いて動きを緩めて接してみることなども心掛けていくこととなりました。

こんなささやかなことを積み重ねることで、少しずつBさんとの過ごし方が変わっていきました。

Bさんのことが少しずつわかってきたことで私自身の不安も少しずつ減り、よい時間が持てるようになってくると他害に対する不安も影を潜めていきました。

それと同時にBさんからニコニコと近づいてくることが増え、着替えの回数も減っていき、Bさん自身の動きも少しずつ緩やかになっていきました。

その頃、私がBさんと過ごす日々の中で、とても大切な出来事がありました。

ある日のことでした。

Bさんがタターッと廊下を走ってきて、パッと私の前に立ち、「マン」と言いながら自分の腰のあたりを二回、ポンポンと叩くのです。

初めてみるそぶりに何だろう……と考えていると、今度は風呂場を指し「マン」と言います。

「えっ!? お風呂は夕方だね」と答えると、困ったような、恥ずかしそうな変な顔をして動かず、強い視線で私をじっと見つめ続けるのです。

私は徐々に焦り始めるのですが、同時にBさんの視線も段々と険しくなっていきます。とその時、何やら匂いがしました。はっとしてBさんをよくみるとズボンが少し汚れています。指も汚れていました。走ってきたのはトイレの方からです。「そっか。トイレに行って来てよごれちゃったんだね。上手に教えてくれたね。よーし、シャワーしよう」

そう言うと、途端にものすごい笑顔になり飛び跳ねました。（一四二 - 一四三頁）

外からみると、とんでもない行動障碍で、何だか人間じゃないんじゃないかと思うような人ですよ、このBさんっていう人はね。

でもね、一人ひとりみんな生きているんですよ。いろいろなことを感じながら生きているんですね。そして、自分のことをわかってもらいたいと思っているんですよ。でも、それに対してあまりにも私たちは、彼らのこちらに向けている気持ちに対して、発達障碍とか、行動障碍というように、そういうラベルを貼ってこちらから関係を結果的に断ち切っているんです。断ち切っているのは私たちの方なんですね。

その大きな要因のひとつには、彼らの方がこちらにわかるようにしっかりと主張してくれないからなんですけど。でもそんなことを言い訳にしたら臨床に従事する人間としては失格でしょう。こういうことに気づくことができるようになると、一臨床家としてはものすごい充足感を味わうことになります。そうすると両者の関係はどんどん変わっていくんだろうと思うのです。子どもが小さい頃、一歳、二歳、三歳、そういう時だったら、いとも簡単にと言っては悪いけれども、ものすごく劇的に変わっていくんです。

このBさんの変化は数年の期間を要したんです。ということは、数年のみならず、五年、あるいは十年先にも可能性はあるんだともいえるんです。

私たちは彼らのこころを理解する際に、あまりにも常識的な考え方に縛られてしまっているのではないかと思うんです。最悪だと思うのは、私たちが、症状だとか、障碍だとか、そういうふうなラベルを貼ってしまい、自分との関係の中でそういう行動や症状をみていないことなんです。

するとどういうことになっていくかというと、さきの言葉の例でお話したように、本来ですと彼らのこころの育ちを支えていかなくちゃいけない私たちが、とんでもない働きかけを結果的にやってしまうことが現実にいとも簡単に起こってしまうんです。そんなことは数えきれないほどあるんですよ。そういう流れが今急速に強まってきているということを、私はとても憂慮しているんですね。

『自閉症とこころの臨床』に対する小倉清氏の感想から

今日、後半取り上げた本を小倉清先生にお送りしたんですね。そしたらこういう返事をいただいたんです。それを紹介させていただいて今日の話を閉じたいと思います。

……

発達障碍の人々への「こころの臨床」について、臨床の場でここまで具体的に細かく述べられた初めての本ではないでしょうか。

しかし、この治療にかかわられた人々が示しているレジリエンス（回復力）とでもいうべきものには感服させられます。こんなに長いスパンであきらめずじっくりと取り組もうという生き方はどこからくるものかと思います。考え方とか、臨床的態度というよりは生き方というべきでしょう。

しかし、私たち精神科の臨床にたずさわる者は常にこの生き方が求められているし、また自らも求めねばならないでしょう。それは果たして訓練によって作られるものかどうか、頭で分かってゆくものなのかどうか、と思います。

障碍の種類を問わず、どなたに対してもその支援は結局そういうことに尽きるものでしょう。この本はそのことを明らかにしているものともいえると思いました。

……

私は、原田さんにいろんなことを教わったんですね。

それで確信したんですよ。

小さい子どもたちとの臨床と全く一緒だ。ただし、この大変さは尋常なものではないということが言えるんだと。彼女が自分の身を挺して取り組み、その経験を通して論じてくれている。そこで初めて私たちは彼女の経験から学ぶことができるという気がするんですね。

ですから、私たちも発達障碍といわれる人たちとの臨床現場で確かに一時的にはいろいろ大変なこともあるんだけれども、その大変さの中で、ものすごい充足感、感動、生きているという実感、そういうものを少しでも感じ取ることができたらいいなと思うんですね。

毎日の臨床現場で九割は大変なことがあっても、一割、いやほんの一瞬でもいいから子どものこころと触れ合うことができたならば、お互いのこころが通じあったという喜びや感動があれば、私たちも親も彼らとともにやっていけるんではないかと思うんですね。

おそらく、人間にとってそういうことは生きていく上で一番の喜びになるんだろうなっていう気がするんですよ。

今日、発達障碍、とりわけ関係をとりにくい子どもたちが問題とされていますけど、それを子ども自身の特性として片づけたらだめなんですね。それでは子どもを育てる私たちの責任を果たしたことにはならないと思いますね。

発達障碍臨床というのは子育てそのものなんです。子どものこころを育てるという営みは、私たちが大人としてもっとも果たさなくちゃいけない役割ですね。

発達障碍の臨床はそのことの難しさとおもしろさ、喜びというものを教えてくれるような気がするんですよ。

ということで今日の話を終わりたいと思います。ご静聴ありがとうございました。（会場、大拍手）

質疑応答

田中千穂子：小林先生、本当にありがとうございました。小林先生のお話をうかがっていて一番、やはりすごく大事だなって思うのは、私たち自身のこころが貧しくなっているんだろうということです。子どものかかわりって、子どもって豊かだし、親と子の関係も豊かである。だけど、それを読みとっていく私たちの方が何か貧しい、だから読みとることができないっていうことがあるような気がします。

子どもにある診断をつけてしまう。診断をつければ、そこでかかわりが開かれていくならいいけれども、どちらかというと、診断をして、そこで関係を閉ざしてしまう。関係を閉ざすために診断というものが使われていることが実際には多い。ああ、あれはこうだ、これはこうだとまとめてざっくりと診断して、それでおわり。一方、ざっくりくくった援助というのは、どう考えてもその子ども、その人への対応というところから見れば、アバウトにはそうかもしれないけれども、きめ細やかさがない。だからその親子への援助としては方向違いなものになっていく。心理臨床がどんどんそういう方向に進んでいってしまっている危惧をわたしは持っていて、小林先生のお話を今日あらためていただけて、とても心強い気持ちがしました。

それから、関係性というところでいうと、かかわりの中で人が発達していくという基本があります。私たちは、例えば、先ほどの自閉症の基礎障碍であると、基礎障碍があると一次障碍が出てくるというふうに短絡的にそこをまっすぐにつないでいく話ばかり聞いていました。

でも、そうじゃないと小林先生は言っています。基礎障碍というものがあると想定されたとしても、一次障碍それ自体もまた、関係性の中で育ってくる、両者を同じものとしてつなげるのではないのだという見方を、小林先生ほどにはっきりと言葉で私たちに伝えてくれた先生というのは、私はいないと思っています。その話をご本で拝読したときに、そうだと私は思ったということがありました。

あと、先ほど先生が母原病っていう言葉を使われたのでちょっと考えたことがありました。

今、関係性の中でさまざまに発達してくることがあるんだという、あまりにも当たり前のことが、どこか遮断されていって子どもの発達障碍的な傾向は、本人がもってうまれた固定的なものであるということが恐ろしいほどの勢いで日本のなかに浸透していっている背景に、関係性の中で発達していくっていうふうに言ってしまうと、単純に、じゃあ、親のせいなのね、子どもの問題は親のせいなのねってあなたは思っているのね、っていうように受けとられてしまいかねない危険があるのだろうと思いました。

私自身関係性の障碍ということを考えていますが、そんな親のせいだと捉えることは考えてもいないし、小林先生にもそんなつもりは全然ないんだろうと思います。関係とか関係性というのは、誰かが悪いという捉え方ではなく、関係のなかでさまざまなものが育っていく、という視点です。だけれども、下手をすると、親が悪いと考えている援助者だと思われるような危険がある。日本には以前、母原病というひどい言葉がはやってしまった不幸な文化があります。だからこそ、それを避ける、そういうことにならないようにするために、かえって関係発達という視点を私たちが捉える目を鈍らせているのではないかと思いました。

関係が育つ、関係の中で障碍も育つ、病理も育つ、症状も育つ、そしていいものもいっぱい育っていく。そういう当たり前のところに、もう一回、私たちが目線を戻して、ていねいに個別に関係や関係性を捉え、みていくということが、やっぱり必要なのではないか。そこに私は心理臨床家のアイデンティティってあるのではないかということを思いました。

では、残りの時間が少ないですけれども、皆様方からのご感想、あるいはご質問等々、受けたいと思います。

質問者1：小林先生に疑問、もしくはわたしの主張と思っていただければと思いますけれども、お話の中で一つひっかかっていることがあります。

自己主張、自己表現をしない子どもという話があったと思います。そこで現場で取られていたのは、その子どもに自己表現を指導するということだったと思います。これは自立に向けてということで、先生は、それはもっと先のテーマとしてはいいけれども、それは先のこととして、もっと前の甘えの理解、その受容であるとか、アタッチメント、あとミラーリングの重要性ということを言われていて、私はとても感じるところがあり、確かにそうだと思います。

私はこの仕事をしていて、自分で持っているのは、やっぱりサンタクロースがイメージされるんですね。子どもの味方であって、ペースをゆっくり、ホッホッホッと。で、時には、こうしたまえ、みたいなことも言ったりするんです。けれども、私は臨床心理士なので、アセスメントをしなきゃいけない、見立てをしなきゃいけないというときに、確かに関係性のアセスメントもあると思うんですね。親の過干渉であったり、親の感情、養育者の感情というものも理解して、そこに入れておく必要もあるし、子どもの要求、風船の話がありましたけど、そういうところから対象をどうとらえるか、理解してどう発展させるかというのもあると思います。

最初のところに戻りますけど、私が思うのは、やっぱり自己表現の指導というものは、自分たちの視野のなかに、やはり入れるべきじゃないかと思うんですね。関係性っていうものが、関係っていうものが、やはり相互のものであるからです。で、私が、その子どもに願うというか望むのは、主体性の感覚、自分がかかわりを、アクションを起こして、それゆえ、余裕に動いたり、物事が機能するんだっていうことを知ってほしいなっていうのがあって、それで経験的に体験的に私とその子とか、関係者の中でそれを理解していきたいということです。

もう一つは、今回のこのケースの事例性として、ケースとして、関係性、関係の問題という言葉によって、事例であることが薄まってしまうというか、取り込まれてしまって、何というんでしょう、どこかぼやけてしまうんじゃないかという、これは優れた臨床家であればそんなことはないと思うんです。ただ、これが関係の問題という言葉によってぼやけてしまうことっていうのは、非常に危惧されるというか、私もそれは気をつけなければいけないなと思うとともに、先生がどう理解されているかということもお聞きしたいと、思った次第です。

小林：なるほどね。ご質問ありがとうございました。いいご質問をいただきました。前半の質問から、まずいきましょうか。子どもに表現する力を身につけさせるということを念頭に置いてやらなくてはいけないのではないかというご質問ですよね。

質問者1：はい、そうです。

小林：あのね、子どもに表現する力を身につけさせていくためには、そこに到るまでのプロセスを考えなければならないんですね。今書いている本（『自閉症のこころをみつめる』岩崎学術出版社、二〇一〇年）にはそれを書いたんだけど。子どもが自分で自分を何らかの形で、相手に伝わるような形で表現できるなら、そのことは自分の主体性をはぐくむ上でとても大切なことですし、自分の有能感を膨らませることにもなるでしょう。当然ですね。だから、それを目指すんだということは確かにそうなんです。でも、そこに至るまでのプロセスに、ものすごくデリケートな問題がいくつもあるんですね。それらをていねいに扱っていかなくてはいけない。それを私は今書いている本の中で多少論じたんですがね。

それはこういうことなんですよ。まず最初の段階では、一切そういうことを考えることすら浮かばない、つまり、自分でなにがしかの表現を伝えるということに全く思いが及ばないような人たちがいるんです。そのような段階では、ただ自分の全存在で意図的に相手に主張するのではなくて、自分の気持ちが、たとえば助けてほしいとか、自分を何とかしてもらいたいとか、そういう素朴な思いをわかってもらえたとか、通じ合えたというような喜びをまずは経験しないことにはその先に進まないんですね。

その際どういうことが起こるかというと、非常に素朴な形での自己の表し方、それを表現という言葉を使ったらいけないんじゃないかと思っているんですけど、とにかく自分を表に出すというのが、まずあるわけです。その場合には、もちろん言葉じゃないし、しぐさで伝わるといった非言語的なものでもないんです。いわゆる自己の表現の手段として意味をもつような形じゃないんですね、最初の段階は。いまだ他者にわかるような形になっていない、とても粗野な形で表に現れるんですね。それを表に現れた形、つまりは粗野な形にとらわれず、その背後に動いている気持ちを感じとること、そして、それをこうこうなのよね、こういうことなのね、というふうに投げ返してあげること、そのようなことを繰り返すことによって、少しずつですがそれが次第に表現の形になっていくんですね。そういうプロセスをていねいにやることがものすごく大事だと僕は思っているんですよ。まさに発達というのはそういうことじゃないかなと。

最初は形じゃなくて、まず思い（情動）が先に動くんだろうと思うんです。それは、どう言ったらいいのかな。私たちは、さりげなく子ども、または赤ん坊が自分を表に出しているのを、私たちの文化に引き寄せて受けとめ、そして投げ返す。そういうことを繰り返すことによって、次第に、ある意味を持った、文化的に意味を持ったしぐさにする。そういうことが発達心理学の領域で指摘されているんですね。まさに僕はそうだと思うんですよ。そのプロセスが大事なんで、そのためには、形を子どもに与えるんじゃなくて、気持ちを受けとめながら、自然に、私たちが私たちの身にまとった文化的な枠組みの中で返していく、それを繰り返すことによって、子どもはおそらく身体を、全身を通して身につけていく、吸収していく、こういう流れがあるんだろうと思うんですね。

それによって、結果的に、言葉あるいはしぐさでの表現になっていく。そうしたプロセスが、まさに発達の醍醐味だと僕は思うんだけども、どうしてもすぐ明確な形にもっていこうとするじゃないですか、私たちは。それは違うんだと思うんですね。

まずは、子どもたちのこころが動いて、それが自然に私たちとの交流の中でダイナミックに動いて、結果的に形になる。そういう流れがあるんだろうと僕は思っているもんだから、まずは相手の気持ちをくみとり、そしてそれに応えることでしょうと僕は必ず言うんですよ。それがなくては先に進まないんじゃないのって、そういうことをね、それが前者の質問に対する答えですね。

後者の質問は、まさに僕はそう思っているんです。このごろ十年前と比べて妙に流行していますよ、何でも関係、関係って。ますます危険だと僕は思っています。ある本（『自閉症／アスペルガー症候群RDI「対人関係発達指導法」』クリエイツかもがわ）の書評（そだちの科学、七号、一四一頁、二〇〇六年）で僕が書いているからお話しますけどね。

最近、関係発達促進といって、関係を発達させるためのプログラムを紹介した本が出たんですね。翻訳ですが。わたしの考えとは百八十度違う中身です。まるで関係というものが、自分と関係ないところで動いているかのような感じで書かれているんですね。その関係がいろんな段階に発達していく、それをプログラムによって促進していくという、そういう発想なんだけど、極めて行動療法的な内容です。関係というのは客観的なものとしてあるもんじゃないんです。常に動いているんですよ、気づかないところで。それを私たちは気づき、その中で何が起こっているかをみていく。その中でしか私たちは変わらないんです。

それとはかかわりがないところで関係、関係っていうのは、とんでもない恐ろしいことだと思っています。何か、関係という言葉があると売れるのか、最近の本にはそういうのが結構多いですよね。よく気をつけてご覧になった方がいいです。

自分を通してしか関係はあり得ない。自分を抜きにして関係を論じている本は、まやかしだと僕は思います。

子どもの主体性をはぐくむこと、一言でいえばそういう臨床をやっているんだけれど、それは自分の主体性を抜きには考えられない。お答えになっていますか。

質問者1：ダイナミックという言葉は私も大好きで、そこの自分との関係の中を通して臨床するというのを、はずしちゃいけないなということは思います。アセスメントのケースの部分は私が宿題として持ち帰りたいと思います。皆さんの中でも持ち帰っていただく方がいるかなと思いますが。ありがとうございます。

小林：うん。あのね。最後にもう一つ話したいことがあったの、実は。

それは何かというと、今回、発達障碍の子どもと、具体的には親との関係で取り上げましたけど、この感覚はあらゆる臨床に通じるんだと思うんですね。僕はそのことがものすごく大事なところだとこの頃強く思っているのね。具体的にその話を少ししておきたかったんですね。

例えば、私が具体的に、今、言っている関係の動きをプレゼンテーションしていましたけれどね。小さいときは、あのように目に見える行動で表れるんです、関係の変化が。私たちはそれを体験しながら、次第に自分の中に取り込んでいっているんですよ。でも成長した後では、自分のこころの中でその関係がうごめくような形でいろんな病理として出るようになるんですね。わかりやすい例を一つ取り上げてみますね。

強迫性障碍という病気がありますね。強迫の臨床をしていると、こういうことが起こるでしょ。強迫の人ってすごく言葉尻にとらわれるところがありますね。こちらの話の一言一句に。例えば、「うーん、かなりそうだよね」って言えば、強迫の人は、「『かなり』じゃございません」とかね。（会場、笑）

これを聞いたときぱっと僕の頭の中に浮かぶんですよ。何が浮かぶかというとね。自閉症の人もそうなんだけども、すごく言葉にとらわれるでしょ。それは何かっていいますとね。言葉っていうのは私たちにとってはとても重要な武器なんですね。つまり、世界を枠組みでもって秩序立てて理解する、とらえる、そういう意味ではものすごく大事なものなんですね、枠組みというのは。枠組みがないと、もうしっちゃかめっちゃかでしょ。だから、枠組みというのは大事であって、気持ちの流れがベースにあって、情動の流れがベースにあって、それをベースに枠組みがある。

その情動の流れが機能しないと、言葉が、言葉の字義だけが、意味だけが一人歩きする。それは、強迫の人ではすごく強いんだけど、そして自閉症の人も強いんだけど。どうしてそのようになるかというと、こころのつながり、気持ちの動きの中で感じとるということが、人間にとって一番確かで実感のあるものなんだけど、それがとらえられていないからだと思うのね。だから、結局彼らが頼るものは、字面に表れた文字でしかなくなるわけね。だからそれにしがみつかざるをえないわけね。

言葉というのは、私はコミュニケーションするときには、かなりオーバーに表現したり、あいまいに表現したりするということが少なくないんだけど、それはエモーショナルなものが、コミュニケーションでは大事だと思っているから、そのようにやっているんだろうと思うのね。

私が育ったのは、今、ＮＨＫ総合テレビの朝の連続ドラマで『だんだん』を放映しているでしょ。あ

の舞台となっている山陰です。僕はあの番組を毎日みているんですけどね。（会場、笑）

東京はものすごく人が多いでしょう。そのような世界ではほとんど文字だけの世界に生きているという感じですよね、コミュニケーションがね。だから、すごく外面というか、枠、言葉遣いのことばっかり考えて、馬鹿丁寧な言葉遣いになりやすいでしょ。そうじゃないわけですよ、本来のコミュニケーションは。でも、小さいときからそういう確かなものを体験できなかった人たち、先ほどから話している強迫の人とか自閉症の人たちですがね。彼らはものすごく言葉尻にとらわれざるをえないわけですよ。それしか確かなものがないわけですから。それしかしがみつくものがないわけなのね。

強迫の人と面接するでしょ。そこでわたしがコミュニケーションをとっていると、ついつい自分の気持ちが患者さんの方に近づくようなコミュニケーションをとるでしょ。そうするとどうなるかというと、患者さんのアンビヴァレンスが強まってしまって、私が患者さんに近づくと、患者さんはものすごく引くんですね。そして言葉尻にものすごくとらわれて反応したりするんですね。それって何かっていうと、彼らのアンビヴァレンスを刺激するのね。私が患者さんに近づくから。だから患者さんは遠ざかるわけですね。先ほどから話してきた関係の問題と同じことがここでも起こっているんですね。

でも、そのような関係の問題は、面接の中で、患者さんのこころの動きとして感じとるしかないんです。皆さんには分かりやすく目に見えるように行動でお見せしましたけれど。

ですから、今日話した母子ユニットのような特殊な環境じゃないと僕の話したような臨床はできないかというと全くそうじゃないんですよ。同じことがどこでもできるんです、どこでも。

だからそんな気持ちでやってくださると、アセスメントというのも、そういう動きを思い描きながらやってくださると、すごくいいセンスの臨床家になるんじゃないかなと僕は思っていますけどね。僕が学んだ大学（九州大学医学部）の臨床の先輩には、有名な山上敏子先生や神田橋條治先生などがいたんですね。九大の精神科です。

私が直接指導を受けたのは、当時福岡大学に移られていた西園昌久先生、牛島定信先生という精神分析の大御所、あと私のお師匠さんの村田豊久先生ですけどね。

九州大学の臨床精神医学は、そういうことをとっても大事にしているところだなと思ってますね。そこで学んだことが、今の私自身には生きているんじゃないかなと思ってやっているんですけどね。そんなふうに受けとっていただきたいなと思ったんですよ。ちょっとべらべらしゃべりすぎてしまったね。

質問者２：私、六十歳の会社員なんですが、最近、私の職場のチームにきたある男性が、自閉症と発達障碍でずっと育ってきたらしいんですね。ところがそれを上司も何も言わずに、彼は毎日みんなの怒号と罵声とそれからいじめをうけている、そんな毎日なんです。

で、私は彼のためにみんなに支援とそれからサポート、またみんなで彼を理解しようじゃないかというようなことを出しゃばってしてよろしいものかどうか、私自身はすごく燃えて、また今日のお話を聞いて、何かできることをしたいと思っているんですけれど、そんなことをしてよろしいのかどうか、お聞きしたいと思います。

小林：具体的なことはいろいろお話をお聞きしないと、何とも言えませんけど、一般化してちょっと今、ご質問を聞いて、こういうことだったら、こういうふうに考えたらどうなのかという話だけをします。

大人になって、わたしは発達障碍だ、わたしは自閉症じゃないか、アスペルガーじゃないか、そういう相談がいろいろあるんですね。

アスペルガーに関するわが国の最初の論文は、わたしの恩師の村田先生と藤川さんという仲間とで出したものなんですね。藤川さんがファーストオーサーです。これがわが国の最初の臨床報告の論文（藤川ら、一九八七）だったと思います。

でも当時はその論文は誰にも見向きもされませんでしたよ。

子どものうつ病の論文も我々は最初に出したんだけど、その時だって誰にも見向きもされなかった。学会で発表したときなどは（小林ら、一九八〇）、当時の理事長が学会の場で私の発表に対してこう言いましたよ。子どもにはうつ病なんかないとね。そう断言していましたよ。今、そんなことを言ったら笑われますよ。ほんとに時代は変わるんですよ。

今は何でも発達障碍ですから。（笑）

ほんとに、何か、おかしいですよ。

あまり深く考えないで、物事を単純に考えようとする傾向がとても強いですね。それが楽なんですね。アスペルガーとかそんな診断を一方的に簡単にやってしまうのはおかしいと思っています。いろんな人生があって、そして今があるんです。それをていねいに一緒に考えていくしかないですよ。ですから、ラベリングだけするんじゃなくて、やはり大変な人だな、どんな人生を送ってきたのかなと、そういうことを考えながら臨床をやっていくしかないんだろうと思いますよ。それしかないんですよ、ご質問に対する解答は。これで許してください。

これでいいですかね、田中先生。

田中：はい。ありがとうございます。まだまだおそらく時間があれば、質問したい先生方たくさんいらっしゃるだろうと思います。でも、この辺りでそろそろこの会を終わりにしなくてはなりません。時間が足りなくて本当に申し訳ございません。では、最後に、締めを中釜洋子先生にお願いしたいと思います。

中釜：はい、それでは、もう時間がまいっていますので、ほんとに一言、先生とそれから会場にお越しの皆さん方にお礼を申し上げたいと思います。特に今日はマラソンをみることをあえて断念して来ていただきました小林先生、これだけの皆様方がおいでいただいた、実は、まだまだ来たいというお声は、とてもたくさんあったんです。このテーマの現代的な、ある意味での重要性、非常に大変な問題だというふうに思う一方で、今日お話しいただいたことは、そこに振り回されるなと、そこで起こっていることのプラスの面、マイナスの面、自分の目でしっかり見つめろという応援歌をいただいたのではないかと思います。私たちが、そうですね、とりわけここの私どもの大学院も臨床心理学コースということですので、一つは専門性、専門性をいかに磨こうかというところで、若い学生たちが今日もたくさんいますけれども、そこで四苦八苦しているということと課題、一番大事な専門性というのはどこにあるのか、そこを考える一つの起爆剤のようなことを、大きな声と小さな声と、それは、私たちの情緒を揺すぶる形でお伝えいただいたのが、小林先生のお話だったかなというふうに思っています。どうもありがとうございました。それから、会場にお越しの皆さん方も、今日、どうもありがとうございました。合わせてお礼を申し上げます。（会場、大拍手）

二〇〇八年十一月十六日、第四回東京大学公開講座での招待講演

参考文献

藤川英昭・小林隆児・村田豊久・古賀靖彦（一九八七）「大学入学後に精神病的破綻をきたし抑うつ自殺企図まで示した十九歳の Asperger 症候群の一例」『児童青年精神医学とその近接領域』二八巻、四号、二一七 - 二二五頁.
小林隆児（二〇〇八）『よくわかる自閉症―関係発達からのアプローチ―』法研.
小林隆児（二〇〇八）「自閉症の施設職員との出会いで学んだこと」学術通信（岩崎学術出版社）、九〇号、六 - 九頁.
小林隆児・原田理歩（二〇〇八）『自閉症とこころの臨床―「行動」の障碍から「行動」による表現へ―』岩崎学術出版社.
小林隆児・村田豊久・藤岡宏（一九八〇）「小児うつ病の疾病論に関する一考察」第二一回日本児童精神医学会、札幌市、一九八〇年九月二〇日 - 二二日.
鯨岡峻（二〇〇五）「こころの臨床における質的アプローチと発達観」「小児の精神と神経」四五巻、二三一 - 二四一頁.
鯨岡峻（二〇〇五）「発達障碍の概念とその支援のあり方を考える」「教育と医学」五三巻、一一二八 - 一一三六頁.
小倉清（二〇〇八）「本との対話　小林隆児著『よくわかる自閉症』」「こころの科学」一四〇号、一二六頁.
杉山登志郎・奥山眞紀子・田中康雄（二〇〇五）第九三回日本小児精神神経学会シンポジウム「子どものこころの臨床における発達について再考する」「小児の精神と神経」四五巻、三一三 - 三三〇頁.

二．関係をみることで臨床はどう変わるか

今回の第十九回大会（二〇〇九年十一月十四日）の特別企画として、会長である私は「アタッチメント、甘え、関係性」を設定しましたが、すでに第十二回（二〇〇二年）の本学会でもアタッチメントが取り上げられています。私もずっとアタッチメントに強い関心を持ちながら、関係をみるというスタンスを一貫して取ってきました。

そこで今回の講演のタイトルを「関係をみることで臨床はどう変わるか」としてみました。私自身がこれまで経験したことを土台にして、そこから何を学んだか、そんなことを中心にしてお話を進めていきたいと思います。

本日は、私が大変尊敬申し上げている小倉清先生と鯨岡峻先生をお招きし、お二人を前にして話すことになりましたので、随分と緊張しております。

私は先ほど本城秀次先生（当時、日本乳幼児医学・心理学会理事長）のご紹介にありましたように、母子ユニット（ＭＩＵ）での臨床を十五年間積み重ねてきました。九〇例余りの親子と出会い、六〇例ほどの親子の関係臨床に取り組んできましたが、本日はそれにはあまり触れません。

最近、児童・思春期から成人まで幅広い精神科臨床を行う機会に恵まれ、この半年で随分とたくさんの患者さんをみてきました。その中で多くのことを学んでいるのですが、これまであまりみることが無かった患者さんと接する中で、私がＭＩＵで学んだことが何だったのかということを改めて強く感じるようになりました。そんな思いを強くしたものですから、本日のタイトルのようになった次第です。

ＭＩＵでは一歳から四、五歳までの子どもたちとその養育者との関係について、細かくみてきました。そこでは贅沢なことにビデオカメラを三台も駆使して、観察しながら臨床に取り組んできました。

五五例の親子関係の機微について、新奇場面法（ＳＳＰ）という観察法を用いてみてきました。

そこで私が何をみてきたか振り返ってみますと、子どもたちが見せる多様なアンビヴァレンスの様相をつぶさに観察してきたということになるのではないかと思います。

臨床診断では自閉症およびその周辺の子どもたちということになりますが、そうした子どもたちと養育者との関係にどのような困難が潜んでいるのか、そのことに関心を注いできましたので、結果的に親子間にみられるアンビヴァレンスが具体的にどのような形で現れてくるのか、そんなことを観察してきたことになるではないかと思います。

それらの親子関係がどのような次元で、どのような要因によって動いているのか、そんなことを考えながら、「甘え」のアンビヴァレンスの多様な姿を目にしてきたのだと思います。そんな子どもたちのこころの動きを、自分の気持ちを重ねるようにして観察してきました。

その後の児童思春期から成人の患者をみるようになって、改めてこれまでのＭＩＵでの体験が私にとってとても大切なものだったのだと痛感するようになりました。彼らと面接をしていますと、MIUで観察してきた親子の間で起こる関係の機微と同じようなことが起こるのだと実感するようになったからです。

MIUでの観察は、子どもが養育者に対して具体的にどのような言動を取るか、生々しい形で目の当たりにすることができたのですが、児童思春期や成人の患者さんとの面接場面でも私との間、あるいはそばにいる養育者との間で、同じようなこころの動きをとらえることができるのだと実感したのです。

もちろん、MIUでの場面のような客観的な行動としては誰にでも観察することはできませんが、私自身の体験としては同じようなこころの動きとして捉えることができるようになったのです。

自閉症スペクトラム障碍にみられるアンビヴァレンス

まずは幼児でアンビヴァレンスがどのように表れるか、MIUを離れてから経験した事例を通して考えてみましょう。

A男　三歳六カ月　自閉症

つい先日遊戯室で出会った三歳半の子ども（A男）ですが、一見すると、まるで母親の存在など気にしていないかのようでした。部屋にある遊具をひとりで手に取って過ごしていました。

私はここでSSPを簡便な形にして、母子分離と再会場面を作ってみようと考えました。私の合図で母親に三分間ほど部屋から出て行ってもらうように説明しました。

いよいよ、母親に出て行ってもらおうと合図を送ろうとした矢先に、なぜかA男はさり気なく母親の方に近づいて身体を触り始めたのです。

先ほどの私の話を聞いていたからなのでしょう。母親が出ていくのを引き留めるかのようでした。私は合図を送るタイミングを失ってしまいました。

しばらく様子をみることにしました。

すると、A男はまもなく母親から離れていきました。

そこで、私は母親に退室してもらうように合図を送りました。母親はすぐに出ていきましたが、その時A男は表立っては後追いをしたり、泣いたりすることはなく、まるで母親が出て行くのを気づいてないかのように、それまでと同じように玩具を手で扱っていました。

三分経過したので、母親に入室してもらったところ、A男はしばらく母親を無視するかのように振る舞っていたのですが、しだいに母親のそばを歩きまわりながら、様子をうかがうようにして母親に背を向けて近づき、母親の膝の上に座ったのです。

自分の母親への思いを悟られまいとしてさり気なく近づき、ついには母親に抱かれるように行動したのですが、その時驚いたことに、A男は思わず深いため息をついたのです。

それまでの息詰まるような緊張からやっと解放されたとの思いがこのため息によく現われていたのですが、母親も気づいていました。

そこで私はA男が母親に甘えたい気持ちを抱きつつも接近できず、いかに気にして行動していたか説明したのですが、ここで母親も子どもの繊細な思いを実感することができたのです。

母親は部屋の外で待っている間、自分がいなくなってもまったく気にしないだろうと思っていたと言いますから、その驚きはとても大きかったのだろうと思います。

これがきっかけとなって、その後母親はA男の日頃の行動の背後にどのような気持ちが働いているかを感じるように心掛けるようになりました。

その結果、母子関係は劇的な変化を遂げていきました。

このように子どもたちは一見マイペースで振る舞っているように見えるのですが、実はそうではなく、養育者の存在をとても気にしつつも、無視するような態度を取っているのです。

ここに子どもの養育者に向ける「甘え」のアンビヴァレンスをみてとることが大切だと思います。アンビヴァレンスは多様な姿を見せるのですが、それはなぜかと言うと、アンビヴァレンスを生みだす背景そのものが実に多様であるからなのです。

この例に端的に示されているように、当初子どもを発達障碍という個の問題として捉えていた母親が子どもの自分に向ける生々しい気持ちのありようを実感すると、それが契機となって、子どもの一見奇異に思えた行動が自分との関係の中で生まれていることに気づき、以後子どもへの思いを強く感じるようになっていきます。

そのことによって親子関係に劇的な変化が起こるのです。

多様な病態に見られるアンビヴァレンス

先の事例は自閉症スペクトラム障碍ですが、他の病態でも同じようにアンビヴァレンスを認めることができます。そのような事例をいくつかお示ししましょう。

B男　六歳十一カ月（児童期）統合失調症

周産期から乳児期にかけて特に異常はありませんでしたが、始語は一歳半と若干遅かったそうです。人見知りは四カ月頃にはみられたといいます。おむつは二歳頃にとれました。乳幼児期早期から風邪をひきやすく、こじらせて肺炎になっては入退院を繰り返していました。育てるのは大変だったそうです。

印象深い話として、二歳になる少し前、弟の出産で母親が入院し、一週間母子分離を体験したのですが、母親が退院した時には、母親のもとへ行くことを泣いて拒み続けたそうです。B男の母親に向ける感情の繊細な動きを感じさせる話です。

しかし、幼稚園時代は特に気がかりなことはなかったそうです。

その後、小学校に入学。就学後は喜んで登校していました。ただ、顔見知りの子とばかり遊んでいました。夏休み、家族で海水浴にでかけ、危うくおぼれそうになって大騒ぎとなったことがあるそうです。

この出来事が関係したかどうか定かではないのですが、九月になると、口元にチックが出現してきました。さらに眉間に皺を寄せて、ちょっとした嘘をつくようになったそうです。

十一月、急に口数が減ってきました。ひとりでにやにや笑うようになってきました。〈いらいらするな！〉と独り言のようにして激しい口調で言うようになりました。家の中を歩き回る、ぼ〜っとしている。好きな絵描きや読書もしなくなり、家族が語りかけても反応が乏しくなってきました。時折、空《くう》を掴むような行動も出現しました。朝の着替えもしなくなりました。寝つきが悪くなり、目覚めも早くなりました。

このように生活全般にわたってだらしなくなっていきました。

十二月、両親は担任教諭からB男について気になることを指摘され、精神科の受診を勧められ、私が紹介されました。最初の二回は母親のみの相談でした。

幼児期のエピソードからB男には母親に対して甘えをめぐる強いアンビヴァレンスが働いていることが強く示唆されましたが、そのことをセッションの中でまざまざと見せつけられたのは、B男と初めて会ってから一カ月半後のことでした。

広い遊戯室でしばらく両親、B男と一緒に過ごしていましたが、B男は両親と少し離れたソファに横になったり、座ったりして、こちらの様子をじっと見つめていました。

両親と私が話している様子をうかがっているようにみえました。

そこで私は両親と、離れて座っているB男の気持ちについて考えることにしました。幼児期のことを思い出してもらいました。

すると両親はともにそれに気付き、以前からこの子は兄弟が下にふたりいるために遠慮してきたのではないかと話し始めました。

私はB男の存在を気にかけ、彼に時折視線を向け、ソファの上でごろんと横になっているB男の手をさり気なく触りながら面接を続けていました。

しばらくして、ソファに座っているB男に向かって両手を広げてB男を受け止める姿勢で〈おいで〉と誘ってみたのです。

するとB男は腰を浮かしてこちらに来たそうな仕草をとったのですが、すぐにB男は身体を止めて凍り付くように固まってしまい、まもなく何事もなかったかのようにソファにすとんと落ちるようにして座り直したのです。

私はこの時のB男の反応に非常に驚くとともに、彼のアンビヴァレンスの強さを再確認しました。

以後、私は彼のアンビヴァレンスをいかに緩和していくかにこころを砕き、両親にもことあるごとにそのことに気づいてもらうとともに、彼のアンビヴァレンスを刺激しないために、こちらから意図的で指示的な言葉を極力避けて、さり気なく彼の気持ちを受け止め、何をやっても大丈夫だよと彼が思えるように応じてほしいと助言していきました。

そこに子どもたちの甘えに対する罪悪感とともに、強い侵入不安を感じとっていたからです。

幸い、両親はこれまでB男に対して十分に気持ちをくみ取って相手をしてやれなかったという反省を述べ、私の助言を素直に受け止めてくれました。

半年ほどすると、B男は再び登校できるまでに回復していきました。

C子　十三歳九カ月（中学2年生）（前思春期）うつ病

胸苦しい、胸が締め付けられる感じがするという主訴で母親同伴による受診でした。両親、兄二人、C子の五人家族で、家族同士はとても仲がよく、両親とも子ども思いでやさしい人です。C子はまじめでおとなしく、いろいろとひとりで考えることが多い子どもです。思ったことをすぐに口に出す人をみていると少しうらやましく思うとも言います。

もともと人見知りの強い子でした。幼稚園年長組の頃から、胸が苦しくなると訴えることがあったそうです。

しばらくは何もなかったというのですが、小学四年になると、友人関係などで悩み、再び胸苦しいと訴えだしました。友達関係でつらいことは次のようだと述べています。

「小学四年の時、友達の中で仲良しだった子が自分に急に冷たくなった。しかし、翌日には再び（何もなかったように）にこにこして自分に寄ってくる。自分に対する態度がこんなに変わる人がいて驚いた。当時はそんな性格の人だと思って気にしないようにしていたが、不安なことやストレスが多かったりすると、胸苦しくなるようになった」

中学に入って再び同じような苦しさを訴えるようになってきました。二年生になって特に苦しいといいます。表だって目立った変化はないというのですが、胸苦しさの体験について「胸からキューッと音がする。お腹が痛むときに音が鳴る感じが胸で起こっているようだ」と表現します。「昼が近づくと胸が苦しくなる。給食の時間に多い。給食中はほぼ毎日のように起こる」と言います。

中肉中背の女の子で、初潮は未だですが、胸の膨らみは認められます。いまだ顔には幼さが同居していますが、とても素直な態度で、行儀よく座っています。

しかし、表情は暗く、顔の右半分を隠すようにして前髪を垂らしています。今の気持ちを聞いても、「何を話してよいかわからない」と漠然とした気持ちであることを述べます。

「人に話す前にいろいろと考えるタイプで気を使ってしまう。相手が強い人だとなかなか思ったことを言えず、後悔することもある。中学に入ってからひとりで泣いていることがある。悲しくなることがある。相手に対して、特に大切な友達に対してつれない態度をとっていないか、とても気を使っている。吹奏楽部の人付き合いで、どのように相手をしてよいかわからず苦労している。今にも悲しくて泣きたくなる気分だ」といいます。

C子の話を聞いて、最初に注目したのは、C子の対人関係の悩みがどのようなものかということでした。

小学四年の時の話です。

「友達の中で仲良しだった子が自分に急に冷たくなった。しかし、翌日には再び（何もなかったように）にこにこして自分に寄ってくる。自分に対する態度がこんなに変わる人がいて驚いた」と言っています。

友達に対してつれない態度を取ったと思ったら、急に親しそうに接近してくる友達の態度に困惑している姿が思い浮かびますが、この友達との関係はアンビヴァレンスの特徴をよく描き出していると思います。

C子自身も中学に入ってから、友人関係の中で相手、それもとりわけ大切な友達に対してつれない態度をとっていないか、とても気を使うようになったといいます。対人関係でのこのようなC子の悩みは、自分自身が先の友人と同じようにアンビバレントな態度をとっていないかどうか、とても敏感になっているということではないでしょうか。

友人の態度にみられるアンビヴァレンスにとても困惑したのは、実はC子自身の中にも漠然とですが、同じようなこころの揺れを感じ取っていたからなのでしょう。

自分とは関係のないものとして割り切って捉えることができなかったのは、友達の姿に自分のこころが映し出されていたからではないかと思われるのです。

このような話を母親と同席の面接で語っていったのですが、すると次第に母親自身も実はこの子と同じ時期に、友人との関係で同じように悩んでいたことが語られるようになってきたのです。

つまりは、母親も前思春期に友人関係で強いこころのゆれ、つまりはアンビヴァレンスに戸惑っていたことが分かったのです。

すると母親は子どもの気持ちがとてもわかるようになり、C子の心細い気持ちをしっかりと受け止めていくことができました。次第にC子は立ち直り、好きな楽器の練習を父親と一緒にするまでに回復していきました。

これまでの話を振り返ってみますと、最初は自閉症スペクトラムの子どもたちとその養育者との間で着目してきたアンビヴァレンスの問題が、どのような事例においても同じように捉えることができ、それに焦点を当てて治療をすることによって、新たな展開が起こり、親子関係が修復され、子どもの状態も回復していくことがわかります。
このようにみていきますと、従来の発達障碍という診断概念は私の臨床においてほとんど意味をなさなくなってきているというのが正直な気持ちです。

〈子 - 養育者〉関係の見立て

つぎに、「関係をみる」とはどういうことか、具体的に話していきたいと思います。

D男　五歳

乳幼児期から過敏な子どもで、母親は養育に随分と苦労してきたそうです。言葉そのものに目立った遅れはなかったのですが、身のこなしがぎこちない、視線が合いにくく、なんとなくコミュニケーションがしっくりこないという感じをずっと持ち続けていたそうです。おそらく高機能広汎性発達障碍（ＰＤＤ、今で言えば自閉症スペクトラム障碍）と診断される事例でしょう。

私が面接をした時、Ｄ男は部屋の半分ほど使って担当セラピストと遊び、私は母親面接を残りの空間を使って行うことになりました。母親はきちんと対面して、こちらの質問に丁寧な言葉使いで微に入り細に渡って話をしていました。あまりの緻密すぎる話に、私は母親の話に分け入ることが容易ではないな、と感じていました。

D男の幼い時からの話を聞き始めたのですが、母親の話は次第に熱のこもったものになっていきました。私がその時気になったのは、どうも母親には懸命に自分を守ろうと自己弁護しているとでもいえるような、気の張りつめた息苦しさを感じるようになりました。

その前にD男のこれまでの様子を聞いていく中で、周囲に対してびくびくしながら生活し、母親を頼りにしてきたのではないかと感じたので、そのことを母親に投げかけてみました。すると、子どもの就学相談の時、学校側から冷たくあしらわれて傷ついた体験があることが語られ始めました。それから母親はあまり人に頼らず、自分に落ち度がないように、しっかりとしなければという思いになったといいます。

母親は身を乗り出さんがばかりにして、目を見開いて、自分の思いを一所懸命に語り続けました。私は母親のあまりに熱い思いに圧倒され、飲み込まれるような不安さえ感じていました。母親のこのような懸命さは子育てにも強く反映していました。D男に対して一挙手一投足にわたって落ち度のないように、他人様に迷惑がかからないようにと声かけをしていたのです。

D男は一見するとセラピストに対してサービス精神旺盛に語りかけながら楽しそうに遊んでいましたが、実はずっとこちらの面接の様子が気になり、アンテナを張り巡らし、遊びそのものに気持ちが集中していないのがみて取れました。

遊びの中で〈子ども - 養育者〉関係が変わる

このように母子ともども痛々しいほどに懸命に生きているのですが、その息苦しさがどこからくるのか、そのことを解き明かしていくことが本事例の関係支援を考えた時、大切なポイントではないかと想像していました。

そこでこの面接でなんとか少しでもそのところを和らげることはできないかと考え、母親にこれまでの生き方について肯定的に取り上げ、かつ大変な思いを汲み取りながら、「これまでお母さんは遊びのないハンドルで車を懸命になって運転してこられたように感じますね」と投げかけてみたのです。

母親はまもなく涙ぐみ始め、少し肩の力が抜けたように感じました。

その時です。それまで母親から離れてセラピストと遊んでいたD男が、急に私たちが面接している場にボールを放り投げたのです。私たちは驚き、母親はすぐに注意しましたが、私は自分に注目してほしいという注意喚起行動だとすぐに気づき、D男の気持ちを受け止め、おどけたようにして大袈裟に驚いて見せました。

すると、母親の傍に寄って、まとわりつくようになったのです。

ここで私が「これまでお母さんは遊びのないハンドルで車を懸命になって運転してこられたように感じますね」と母親に語ったのは、母親と私との関係の中で感じたものです。

間主観的に把握したものと言っていいでしょう。

おそらくは同じようなことがD男と母親との間にも起こっているのでしょう。息詰まるような緊張感が私の介入によって急に解け、母親のそれまでの構えが変化していきました。それを私は肌で感じていましたが、同じことをD男も感じたに違いありません。

D男が急に母親にまとわりついたのは、それまでの母親の近付き難い雰囲気が急に薄れていったからだろうと思うのです。

「関係をみる」ということは、このように相手との間で立ち上がる情動の動きを間主観的に捉えることですが、それは私自身の身体を通してモニターしたものです。それを可能にしているのは私自身です。「関係をみる」ということは、自らの身体を通して捉えることであって、決して客観的に他者同士の関係を観察して分析するような作業ではありません。

「関係をみる」とき、そこで強く働いているのは、これまで私がことあるごとに取り上げていた原初的知覚あるいは力動感（vitality affects）であることがわかります。

相手、あるいは自分の気持ちの動きを感じ取ること、それを可能にしているのが原初的知覚だということです。

土居健郎の主張

このように考えていた時に、私は土居健郎の『臨床精神医学の方法』（岩崎学術出版社、二〇〇九年）という本を手にする機会がありました。今では土居の遺書となったものですが、そこで土居は精神療法の腕を磨く上でメタファを理解することの大切さを述べています。

これまでに治療してきた多くの患者の中で印象的であった一人として、勘繰り（土居は妄想を日常語でこのように表現しています）を二十数年間にわたって一貫して訴え続けていた統合失調症の女性を取り上げ、以下のように語っています。

……最近患者がガラッと変わって、勘繰りをしなくなったんです。そして、「先生、もうあんまり考えなくなりました」といって、妄想を訴えなくなったんです。それで、一体どういう心境の変化かと聞いたところ、患者が笑いながら、「お餅が焼く網にくっつくでしょ。そのくっついてる網から餅がはなれたような気持です」とニコニコ笑いながら答えました。この人なんか、一体何が効いたのかわからないし、何もしなくても二十年以上付き合ってると治るかもしれない。まあよくわからない。……（中略）……妄想が取れるのをお餅が網から取れるような感じがするというのは、これはすごい metaphor です。暗喩、たくまざる比喩的表現です。これがわかる人は、精神科の医師としてうまくなると私は思うね。精神療法もうまくなる。metaphor は因果関係じゃないんです。identification と関係がある。metaphor によって事柄を理解するんですね。たとえば、精神分析的な治療の場合、転移ということをよく聞くでしょう。たとえば子どものときに親との関係の中で起きたことが、長じて、たとえば医者に対して同じことが転移として出てくるという。これは metaphor なんです。論理構造が metaphor なんです。ですから、metaphor 的な捉え方ができるようになれば、間違いなく、いい精神科の医者になれると思う。……（一七四‐一七五頁）

私はこの土居の主張を目にして、大変勇気づけられました。

土居がなぜ精神療法の腕を磨くこととメタファの理解が関係するのか、その点について本では詳しく論じていないのですが、私が先ほど取り上げた〈子‐養育者〉関係で感じたことを言葉にして母親に語った内容はメタファそのものであることがわかります。

「関係をみる」こと、そしてそれをメタファで表現すること、それが〈子‐養育者〉関係を動かす力となっているのです。

「関係をみること」とメタファ

では「関係をみる」こととメタファはどのように繋がっているのでしょう。私が先の母親との面接で間主観的に感じ取ったこと、それを可能にしているのが原初的知覚だといいましたが、このような知覚体験がメタファとしての表現を生み出しているのです。

このようにみていくと、原初的知覚を通した体験過程が精神療法の面接においてとても重要なことがわかってきます。

おそらくはこのことを土居は指摘しているのではないかと思うのですが、私がこれまで述べてきたことが「甘え」をめぐるアンビヴァレンスであったことと繋ぎ合わせると、「甘え」にまつわるこころの動きを感じ取ることができるのも原初的知覚の働きによっていることがわかるのです。

土居がなぜメタファを取り上げたかというと、転移現象とメタファは構造的に同じであるからだと述べています。

乳幼児期に体験した親子関係の質と同じものが現在の患者と治療者の間にも立ち上がること、これが転移現象ですが、これとメタファが同じ構造を持つということは、そこに原初的知覚がともに重要な働きをしているからだということができると思うのです。

「甘え」という、人が人に対して抱く感情の動きを感じ取ることができるのは、原初的知覚つまりは力動感だということを考えると、原初的知覚に依拠したコミュニケーション世界、すなわち原初的コミュニケーションでの体験だということなのです。

私がこれまで取り上げてきたアンビヴァレンスを感じ取ることを可能にしている原初的コミュニケーション世界は、人間関係の原初の段階を示していますので、そこでの関係の質を考えていくことが、精神療法において極めて重要であるといえましょう。

そんな理由から、土居はメタファを理解することの重要性を強調していたのではないかと思うのです。

子どものアンビヴァレンスはなぜ生まれるか

つぎに、子どもにみられるアンビヴァレンスがなぜ生まれるのか、治療経過の中でどのように明らかになっていくか、事例を通して考えてみることにしましょう。

アンビヴァレンスが決して子どもの中に自然に生まれてくるようなものではなく、その背後に見え隠れする養育者のアンビヴァレンスとその歴史的背景が関係していることをみていきたいと思います。

E男　四歳〇カ月　自閉症
主訴　言葉の遅れ、ひとり笑い、こだわり。
発達歴・現病歴　胎生期は特に問題はなく、満期安産でした。
しかし、乳児の時から身体は弱く、風邪をこじらせては肺炎になり、喘息気味で、生後一年はほとんど寝てばかりでした。そのためもあってかあまり母親になつかず、どことなく視線も合いにくく、もの静かでおとなしいという印象の強い子だったといいます。

人見知りがなかったために、手もかからず子育ては楽だったといいます。家業の手伝いもあったので、仕事ができて助かったというのが正直な気持ちだったそうです。

誕生前にはハイハイをせずにいきなり歩けるようになりました。

一歳六カ月健診では特に異常を指摘されることはなく、

二歳の時、保健所で初めて言葉の遅れを指摘されました。言葉はなかなか出てこなく、二歳半になってようやく発語がありました。

三歳健診で、知的障碍児施設に通うことを勧められたのですが、当時は両親ともさほど深刻に思わず、なんとかなるのではと軽く考えてどこにも通わせなかったといいます。

三歳過ぎるころから、タオルケットを始終お守りのように持ち歩くようになり、それを取り上げると火がついたように激しく泣くようになりました。あまりにもかんしゃくが激しいので、さすがに両親も心配になり、地域のこども病院小児科を受診し精査を受けましたが、発達の遅れ以外に特に異常は指摘されませんでした。発達検査では二歳程度と言われたそうです。

その後、次第に自分ひとりで遊ぶことが増え、そんな時にはひとりで自分の世界に没頭してぶつぶつとつぶやいていることが多くなりました。時に、天井をみて笑い出したり、手をヒラヒラさせたりすることもみられるようになりました。

三歳すぎの春先から保育園に通うようになったのですが、園では相変わらずひとり遊びが目立ち、集団活動にはまったく興味を示さなかったそうです。園の方から問題を指摘されて、両親も心配になり、四歳○カ月、近所の人の勧めで私のところに受診となりました。

子どものアンビヴァレンスはどのように推移したか

新奇場面法でE男にアンビヴァレンスが強く認められたのですが、経過の中で明らかになったのは、このアンビヴァレンスが母親との関係の中で増強や消退を繰り返していたことでした。

E男のアンビヴァレンスが単に子どもの特徴として指摘することはできず、〈子‐養育者〉関係の中で捉える必要があることを強く感じさせました。

具体的にどのような要因が関係しているかを経過の中で具体的に検討していくと、以下のことが分かってきました。

最初から母親はいつもE男が自分にもっと甘えるようになることを願っていると語っていました。

初期、私の介入により母親のE男への侵入的な関与が影をひそめることによって、一時的にE男の甘えははっきりと出るようになっていきました。

そのことを母親はとても喜んでいましたが、次第に、母親がE男の動きに余りにも調子を合わせすぎることが気になってきました。

それはE男にとっては母親のペースに巻き込まれる不安を引き起こしたように思います。母親は子どもの一挙手一投足を取り上げて過度に褒めるようになっていったのです。

ますますE男の不安は強まっていきました。ついには、E男は母親に直接向かって「イヤ！」とはっきり口にするようになっていきました。

このような母子関係が変化していく経過をみていくと、E男は甘えたい気持ちを抱きつつも、母親に取り込まれることによって自分が無くなる不安を抱いたのだということがよくわかります。

そのために、E男は母親のかかわりに対して拒否的態度を示し、過度に自立的に振る舞わざるを得なくなったのだと思います。

それは母子二人にとってとても痛々しい姿でした。こうしてみると、E男が母親に対して甘えたくても容易に甘えられないのは、単に子ども自身のアンビヴァレンスゆえではなく、母親の関係の中で生まれているということがよくわかります。

母親にみられるアンビヴァレンスとその起源をめぐって

そこで問題となったのは、なぜ母親がこれほどまでにE男を自分のペースに取り込もうとしたのかということです。

このことについても母子関係の変化の過程で明らかになっていきました。

ひとつには、E男の甘えを受け入れることによって、E男のわがままな自己主張が歯止めをなくしてしまわないかという不安が母親に生じていました。

その後、母親はE男を過度に褒めて自分の願う方にE男を引き込もうとするまでになっていきました。そうした母親に対して、E男は激しく拒否するようになりました。その結果、母親に見捨てられ不安が起こっていったのでしょう。

母親との面接の中で、その背景に母親自身の子ども時代の被養育体験が深く関係していることが浮かび上がってきたのです。

子ども時代に自分の母親の期待に応えることで褒めてもらうという体験が自分で母親になった時に子どもとの間に再現していることが明らかになってきたのです。

母親の子どもに対して抱くアンビヴァレンスが自分の子ども時代の母親との関係に起源をもっていたということがわかってきたのです。

子、養育者のアンビヴァレンスをいかにとらえて介入するか

つぎに親子のアンビヴァレンスをどのように捉えて介入したらよいか、幼児期の事例を示しながら考えてみたいと思います。

F男　三歳一〇カ月　自閉症

自閉症ではないか、どのように接したらよいか教えてほしいとの両親の希望で受診された事例です。

周産期、特に異常はなく、満期正常分娩。母乳で育てたかったが、母乳が出なかったので人工栄養で育て

たそうです。

乳幼児期早期、よく笑っている子だった。抱っこも好きでよく求めてきた。そのため当時は母親として違和感をまったく抱かなかったといいます。しかし、一歳すぎても言葉が出ないことが少し気になり始めたけれども、いつかは出るだろうと思っていたそうです。

一歳半健診で、頭に布を置いた時に布を取り払うかどうかの検査を受けたら、F男は布を取り払わず、検査中、ずっとなされるがままで、まったく抵抗を見せることはなかったのをみて、おかしいなと一瞬思ったそうですが、当時行きつけのホームドクターからは大丈夫でしょうと言われたので、そのままにしていました。

二歳過ぎても、名前を呼んでも振り返らないのが気になり始めました。しかし当時、F男の姉の中学進学の受験で母親は忙殺されていました。毎日姉の塾への送迎をしたり、勉強の手伝いをしたりして、姉の受験勉強にエネルギーを注いでいました。幸いF男はおとなしくて手がかからなかったので、それを良いことにしてあまり彼には手をかけませんでした。

二歳頃から同じ年頃の子どもを怖がるようになり、さかんに同じことを繰り返すようになりました。言葉の遅れもみられ、気に入ったセリフばかり口にするようになり、要求はクレーン現象（相手に何かを要求するとき、相手の手を取って自分の思い通りに動かして、要求を叶えようとする行動）のみであったそうです。

三歳、幼児教室に通い始めました。そこで担当者にコミュニケーションがおかしいですね、と指摘されたそうです。母親はそれを聞いて大変驚いたそうですが、その時は半信半疑でした。しかし、父親はそれ以前から気にしていたそうです。そのため、両親はＦ男のことをめぐってよく言い争いをしていました。まもなく、子ども福祉センターに出かけたところ、そこで自閉症といわれました。

早速週一回の療育を受けるようになりました。

三歳半、言葉が出始めましたが、独り言で同じフレーズを繰り返すことが多く、会話にはなりませんでした。その後まもなく私の外来を受診してきました。

初診時の親子のかかわり合いの特徴

家族そろって診察室に入ろうとすると、Ｆ男は少し嫌がっていました。でもまもなく親と一緒に入室することができました。診察室で少し落ち着き始めると、部屋に置かれた玩具を手当たり次第に手に取って扱い始めました。すぐに母親の方に視線を向けて、顔色をうかがうようにして手に取った玩具を扱うのをやめます。玩具の方に行ったかと思うと、すぐにソファに座っている母親の方に戻ってきます。そうかと思うと、すぐにまた母親から離れて玩具の方に行ってしまいます。そして、再び母親の方に戻ってきます。

このようなことを繰り返していました。母親はソファに座ったまま遠くからＦ男にさかんに指示的な言葉を掛けていました。

母親に対する強いアンビヴァレンス

母親に構ってもらいたい（甘えたい）という気持ちが強いことがとても感じられるのですが、なぜか母親に近づいてはすぐに離れてしまっていました。強いアンビヴァレンスが感じ取られたのですが、それを強めている要因のひとつに、母親のF男の行動に対する過敏な反応があると思われました。

F男が何かしようとすると、母親は、他人様に迷惑をかけないかを気にするあまり、すぐに注意しています。そんな母親の反応が彼には突き放されるような感じを抱かせたのではないかと思われました。容易に母親には近づけない状態にあったのでしょう。それでも、F男がさかんに母親の顔色をうかがう行動をみていて、母親を頼りにしているサインとして肯定的にとらえることができました。

さらには、F男の表情をみていると、時に恥ずかしそうに、うれしそうに、嫌そうにと、F男の気持ちがこちらに伝わりやすいことも感じ取りましたので、そのことも母親に伝えました。

私はF男の気持ちの動きを代弁しながら母親に説明していきました。

F男は私のそばにもよく接近しますが、こちらが抱きかかえようとすると、激しく拒否して、身体を固くして抵抗を見せました。それでも何度か試みているうちに、F男の身体は次第に柔らかくなり、抵抗は薄れていく手ごたえを感じました。しばらくは先ほどの母親に対して見せたように、私の方に接近しては離れることを繰り返していました。

両親との話に熱が入っていた時でした。F男はひとつの小さな積み木を手に持って、父親の頭にそれを乗せようとしたかったのでしょうか、父親の方に近づいていきました。母親はそれをみてすぐに「だめでしょ！」と強い調子でF男に注意していました。

母親との面接から、母親はこの一年間姉の世話ばかりしていて、F男を放っておいたことに強い罪悪感を持っていることも語られるとともに、自分の育て方が悪かったから、F男がこうなったのではないかと自責感も強いことが感じられました。

両親への助言

そこで私は次のように両親に助言しました。まずはF男が母親の方に近づいては離れていくことを繰り返す行動の意味を、F男には母親に対して構ってもらいたい気持ちがとても強いけれど、いざ近づくとなぜか不安や緊張が高まり離れていく気持ちになっているのではないかと説明し、そんな心理状態（強いアンビヴァレンス）が強く働いていることをわかりやすく述べていきました。

その際、F男の母親に対する強い思いを肯定的に取り上げ、強調しておきました。さらに、「自閉症だから~だ」と一般的な自閉症理解に自分の子どもを当て嵌めて理解するのではなく、F男が示すいろいろな行動が彼のどのようなこころの動きを反映しているのか、じっくりみていくことが大切だと強調しておきました。

母親には、F男の気になる行動に対して指示的な働きかけを控えるようにこころがけていきましょうとも助言しました。母親は頭ではわかっていても、F男の遊ぶ様子をみていると、どうしても口を挟みたくなる衝動に駆れてしまい、なかなか子どもの様子を見守るゆとりはもてませんでした。

F男は次第にのびのびと遊ぶようになっていったのですが、母親の干渉は収まらないため、F男は強い口調で「いや！」とはっきり口に出すようになりました。母親はさらに落ち込むようになりました。母親は明らかにうつ状態を呈するようになりました。最初は抵抗があったのですが、しばらくすると、母親の方から薬を飲んでみようと言うようになり、薬物療法が開始されました。すると、少しずつ母親の肩の力が抜けてくるのがわかりました。自分のこころの内や家族の心配事などを私に自分から話すようになりました。その中でとても印象的なことが語られました。

母親の子ども時代が想起される

両親と私、三人で旅行した時はまるで「強化合宿」みたいだった。予定通りの行動をするようにいつもせかされていた。周囲の人への気遣いからではあったが、つねに他人に迷惑がかかるから、早くしなさいとせかされていた。もちろん、私たちのためによくやってくれていたと思う。

父親は家族思いだが、周りの人たちに気を使い、旅行の時には予定をびっしりと決めて出かけ、少しでも予定に遅れそうになると、私たちをせかしていた。

だから私たちにとって家族旅行は「強化合宿」のようなものだった。ゆったりとリラックスして楽しむようなものではなかった。父親がいると背筋を伸ばしていないといけないようで、いつもぴりぴりしていた。

母親がF男の行動をみているとなぜか急かしたくなるのは、このような自分の育った背景も関係していることに気付き始めました。母親自身も自分の親に対してアンビヴァレンスの強い子ども時代を過ごしたことが明らかになってきたのです。

母子間の関係の深まりを感じさせる印象的なエピソード

二カ月もすると、母親に少しずつ落ち着きが感じられるようになってきました。すると、母親は子どもの言動の意味に独特なものがあることに気付き始め、うれしそうに語ってくれるようになりました。

たとえば、こんなエピソードです。

二人で外出していた時だった。F男がさかんに母親に何か言っているのだが、それが分からなくてどうしてよいか困っていた。先日から「お弁当屋さん、丸くなった」とさかんに私に言っていたことを思い出した。即座には分からなかったが、その店の看板が変わっていることに気づき、その看板が丸くなっていたというのである。F男はそのことを自分に伝えたかったのだとその時初めて気づいた。それが母親にも分かり、とてもうれしくなった。F男にそのことを言うと、にっこりしてうれしそうに反応した。

このような感動的なエピソードを、まるで子どものように、素直に、うれしそうに私に報告する母親の態度がとても印象的でした。このことが契機となって、母親もF男に合わせて遊びに参加しようとする積極的な姿勢が見られ始めました。

F男の何気ない行動の背後にいかにF男の気持ちが反映しているか、母親は次第に深く理解することができるようになっていきました。

このように母子関係が深まっていったのですが、三カ月をすぎた頃の面接の中で、つぎのようなエピソードがありました。

甘えてくるF男に思わず遊びを誘う母親

一緒にセッションに入っていた男性スタッフとF男が遊んでいましたが、しばらくして突然F男が母親の方に接近して、頭を膝の上に突っ込むようにして飛び込んできたのです。

その時すぐさま母親はF男を抱いてやったのですが、まもなく遊戯室の左奥にぶら下がっていたサンドバック（ボクシング用）が目に入ったのでしょう、母親は急にF男に向かって「あれ（サンドバック）にバン！と叩いてきて！」と働きかけたのです。するとなんとF男はすぐさま母親の言われたように、サンドバックの方に行って、叩いたのです。

この時私はとても驚きました。F男は母親に甘えて接近していったのです。たしかに、母親は一時F男を受け入れたのですが、すぐさまF男を他の遊びに誘うことで、彼の関心を他のことに引き寄せようとしたのです。

なぜこのような行動が咄嗟に現れたのか、そのことをすぐにその場で取り上げ、一緒に考えることにしました。F男がせっかく母親を求めて接近し、勢いよく抱きついてきたのです。それにもかかわらずなぜ母親はF男の気持ち（甘え）をしっかりと受け止めることができなかったか、そのことを考えることにしたのです。

するとすぐに、母親は以下のことを語り始めました。

自分の父親が仕事人間で休みなく働いていた。そんな人だから、自分がのんびり何もしないでいるということは耐えられないのだろう。自分もそんな父親の影響を受けている。ついこのような対応をしてしまうのはそのためだろうと述べたのです。この時の母親は深く感じ入ったようで、そのしみじみとした語りは私のこころにも深く響いてくるものがありました。

このようなエピソードを重ねることによって、母親はF男の日頃の言動の意味を感じ取ることが容易になるとともに、そのことをF男に伝えることで二人の関係は急速に深まっていったのです。

母子の微笑ましいエピソード

一年後、母親が次のようなうれしいエピソードを語ってくれました。

ある日、保育園の活動で紐通しの時間がありました。

紐と輪（リング）を使って紐通しをやることになりました。F男はすぐに熱中し始め、母親はそばでずっとみていました。

すると時折独り言のようにして「スーパーポンパー（特殊な遠距離送水車の通称、地下道に大量の雨水が入ってしまうなどの都市型水害に対する排水を目的として作られたもの）」とつぶやいていました。

母親はすぐにF男が好きな消防車のホースを巻き取って遊んでいるんだなと気づいたそうです。まもなくその活動の時間が終わって、担任がみんなに「紐通しは終わったので、紐を返して下さい」と指示しました。みんながすぐに紐を返しましたが、なぜかF男だけはいつまでたっても紐を返そうとせず、扱い続けていました。

担任が何度もF男に向かって「F男ちゃん、紐を先生に返して下さい」と言っていました。F男は無視するようにして返そうとしなかったので、母親はF男の様子をみて担任の気持ちを察して、自分から「スーパーポンパーのホースを返して下さい」とF男に言ってみたそうです。するとすぐさままったく抵抗を見せることなく紐を担任に返したというのです。

この話をしていた母親をみていて、子どもとどこか気持ちが深くつながっているという自信めいたものを私は感じながら聞いていました。

何気ない言動の背後に働いているものに着目する

常に私がこころがけていることは、子どもの行動を病的なものか否かといった視点から捉えるのではなく、その行動の背後に働いている気持ちに焦点を当てて考えていくことです。子どもはなぜそのような行動を取ったのか、その動因（動機）に着目し、その意味を考えていこうというものです。

その際、とりわけ重要だと思うのは、日頃の何気ない言動の背後に働いているものに着目するということです。

なぜなら、それらの言動にはその人の歴史が深く反映しているからです。

このことは養育者を初めとした私たち自身にとってとりわけ重要な意味を持っていると思います。よって、今目の前で展開している親子関係の様相をつぶさに観察するとともに、そこには養育者自身のこれまでの歴史がさまざまな形で反映しているということにも気づく必要があるのです。

なぜなら今子どもの相手をしている養育者自身も常に子ども時代の自分を重ね合わせながら生きているか

らです。

このように他者のこころの動きに焦点を当てながら理解していくという、精神科臨床では当たり前のことが、発達障碍を「関係からみる」というこれまでの私の実践を通して実感をもって語れるようになった次第です。ご清聴ありがとうございました。（拍手）

二〇〇九年十一月十四日、第十九回日本乳幼児医学・心理学会での会長講演

参考文献

土居健郎（二〇〇九）：臨床精神医学の方法．岩崎学術出版社．

小林隆児（二〇一〇）：自閉症のこころをみつめる―関係発達からみた親子のそだち―．岩崎学術出版社．

小林隆児（二〇一〇）：関係からみた発達障碍．金剛出版．

三.「関係をみる」ことについて考える

昨年（二〇一四）末に私は『甘えたくても甘えられない』（河出書房新社）という本を上梓しました。本日はそこで私が論じていることをよりわかりやすく、噛み砕いてお話ししようと準備してきました。

発達障碍について考える

この本は一般の読者向けに書いたものです。初めの第一章で、発達障碍とはどんなものか、どんなふうに考えられてきたか、ということを書きました。その内容は初めて目にする方も少なくなかったようですね。発達障碍とはどんなものか、肝心要のところがまだまだ良く分からないところがあるのだなと痛感しました。私は冒頭でなぜこのようなことを書いたかと言いますと、発達障碍は今どのようにとらえられているか、その経緯を理解していただかないと、私の考える発達障碍を論じることはできないと思ったからです。

発達障碍という考え方（概念）は生まれてからさほどの歴史がないにもかかわらず、短期間にどんどんその内容が変わってきていることを、まず皆さんに分かっていただきたかったのです。いまだにその混乱は続いています。

「知能」の発達の遅れ――知的障碍

発達障碍の概念の歴史を振り返りますと、最初の頃は俗に「知恵遅れ」と言われていたもの、今で言えば「知的障碍」ないし「精神遅滞」というものから始まります。知的発達つまりは知能の遅れを示すものを指します。

知的障碍の診断は、主に知能検査で行われますから、一見すると大変わかりやすいように思われますが、ここで問題として考える必要があるのは、知能検査はどのようにして作られたのかということです。

知能検査に関する考え方も時代によって変化しています。なぜかと言いますと、「知能」をどのように考えるか、それが時代とともに変化しているからです。

その時代によって求められる「知能」は異なってくるという側面があります。極端にいえば、手先の器用さが仕事上重視される時代であれば、言葉の発達の程度はあまり問題とされないかもしれません。

しかし、今日のようにコミュニケーション能力がとても強く求められる時代になると、「知能」に対する考え方も変わってきます。このように時代によって「知能」として求められる内容も変わるのだということをぜひとも念頭に置いてほしいと思います。知能の遅れ、知的障碍といわれるものの内実も時代によって異なっているということです。

知的障碍に関する歴史も細かくみていくと、戦前までドイツ精神医学の影響下では、遅れの程度によって重い方から、白痴（いまでいえば最重度遅滞に該当する）、痴愚《ちぐ》（中等度から重度）、軽愚《けいぐ》（軽度）などと称され、[注3]最も重い白痴は教育不能とみなされていました。教育しても変わらない、教育の対象とはみなされない時代もあったのです。

ついで強調しておきたいことは、知的障碍の有無は、主として検査結果をもとに、平均からどれくらい偏って遅れているかを評価して決められます。

皆さんのなかには知的障碍がある人の脳にはなんらかの障碍があるのではないかと思っている方がおられるかもしれませんが、知的障碍の有無は単に検査結果でどの程度偏りがあるか否かをみているだけですから、脳障碍の有無とはまったく関係はありません。

知的障碍も発達障碍の中に含まれますから、なぜ発達障碍を短絡的に脳障碍と結びつけたがるのか、私にはまったく解せません。もともと脳障碍がある人ではその障碍の程度が重ければ重いほど知的発達にも問題を生じやすく、その結果重い知的障碍を示すことはあります。重い知的障碍を示しながら、脳障碍を認めない人もいますので、短絡的に知的障碍＝脳障碍などと考えてはいけないことだけは強調しておきましょう。

注3　私が精神科医になった頃の教科書（中尾弘之・西園昌久・池田暉親・狭間秀文著）『現代精神医学』（朝倉書店、一九七六）ではこの分類が用いられていました。

「対人関係」の問題――自閉症

これまで知的障碍は精神医学の治療対象とは考えられてきませんでした。教育や福祉の領域での対応が主でした。しかし、これらの人々のなかに知的障碍と単純に理解できない、いろんなお子さんがいることがわかってきました（といっても知的障碍は単純に理解できるものでもないのですが、当時はそのような感覚でとらえられていました）。さまざまな角度から検討されることによって、子どもによっては独特な障碍を持つものもいるのだということが分かってきたのです。

いまでいえば自閉症、アスペルガー障碍、注意欠如多動性障碍（ＡＤＨＤ）、学習障碍（ＬＤ）などですね。そのような経緯からいまではいろいろ細かく分類されるようになってきたわけです。

とりわけ最近もっとも中心的な話題となっている自閉症（今では自閉症スペクトラム障碍といわれるようになりましたが）は、最初（今から半世紀以上前）、精神科医がいたく関心を抱き、子どもにみられる精神病ではないかと理解されていました。

なぜなら精神科医にとってその頃までの最大の関心事は精神病（統合失調症）にあったからです。その子ども版ではないかと考えられたのです。しかし、その後いろいろと研究が行われるようになって、いまでは精神病ではなくて、生まれつき（生得的といいますが）脳の機能になんらかの障碍があって、そのために独特の言葉の発達の問題や行動上の問題などが生じると考えられるようになり、今日に至っています。いまでは遠い昔の話のように思われるかもしれませんが、数十年前まで母親の育て方が原因だとする母原病なる考え方がありました。
このように自閉症の原因論は、環境因から素質因（器質因）へと振り子が大きく揺れるように変化して今日に至っています。

発達障碍の原因をめぐって

ここで強調しておきたいのですが、母原病説にしろ、生得的な脳（機能）障碍説にしろ、ともにいまだ仮説の段階であって、厳密に証明されているわけではないのです。人間の発達の問題ですから、その原因を環境かそれとも素質か、というように単純にどちらかに決めることなどできるはずはないのです。しかし、人間誰しも物事をできるだけ単純化して考えようとする傾向がありますから、環境か素質か、どちらか一方の原因でこうなったと考えたくなるものです。

人間の発達のプロセスを考えてみればすぐにわかるように、素質も環境もともに互いに複雑に絡み合いながら、日々の生活が営まれ、その中で人間は成長発達を遂げていくものです。不断に双方の影響を受けながら変化していくものですから、そのどちらか一方を原因とみなそうとする考え方はどうみてもおかしいとしか言いようがありません。環境も素質も関係するというのが妥当な考え方でしょうが、両者の関係がどのように絡み合っているのかを考えていくと、大変複雑であることがすぐにわかります。その実態をとらえることは容易ではありません。

しかし、その様相を丁寧にみていくことがぜひとも求められます。そのことがもっとも正当なアプローチの方法だろうと私は考えていますが、そのようなことを実際に手掛けている人はほとんどいないのが現状です。それだけ双方の関係の実態をとらえることは難しいということです。

発達障碍とは何か

自閉症をはじめとする発達障碍という考え方は、いまだすっきりと整理されているわけではなく、非常に大きな問題をはらんでいます。ここでぜひとも知っていただきたいのは、いろんな特徴をもつ子どもたちがいるということですね。

そういう子どもたちを一人ひとり理解しようとするときに、何も物差しがないと、どう理解していいかわからない。AくんとBくんを比べると、Bくんのほうがどこかとっつきにくいな、Aくんは非常に人懐っこい、Bくんのとっつきにくさは何から来てるんだろうと考えるときに、自分なりに考える物差しがないと、どうみていいか分からないですね。そんな時に物差しとして役に立つのが精神医学の知識です。

「自閉症」という言葉が生まれてからたかだか七十年です。人の一生くらいの長さでしかない。その間に、いろいろと考え方や見方が変わってきているのです。当然これから先も変わるでしょう。

皆さんが生きている間に、ついこの前まで発達障碍という言葉があったけど、今は発達障碍という言葉が全然使われなくなって、他の考え方に取って代わられている、そんな時代が必ず来ると思います。それほど発達障碍という考え方はある意味いい加減、と言ってはなんですが、曖昧なところがあって、絶対的なものではないということですね。だからそのような知識を鵜呑みにしてはいけません。

発達の問題をみる際の物差し

しかし、いろんな見方をすることは子どもを理解するうえで大切なんですね。この見方をするとAさんはよく理解できる、いや、この見方じゃBさんという人を理解するのは難しい、そういうことがいろいろあるわけですね。

皆さん方もそれぞれ人を理解するときに役に立つものの見方を、各自持たなくてはいけないけれど、その際、自分勝手な考え方を持つのではなくて、これまで多くの研究者が悪戦苦闘しながら考えついたアイデア、ものの見方を知識として得ておくことは必要です。そうしないと仕事仲間あるいはほかの人たちと議論ができません。

ただ、さきほどから言っていますように、知識を鵜呑みにするのではなく、当時なぜこういうふうなものの見方をしたのか、数十年前に言われていた見方がなぜいまはなされなくなったのか、そういう変化が何によって起こったのか、ということを考えることがとても大事なことなんですね。

そのことがわかってくると、今後どのような変化が起ころうと、それについていけるだろうと思います。でも誰にとってもそういうふうな長い時間の流れの中で物事をみていくのは難しいものです。だから、多くの人たちは、最近の流行の考え方、たとえばアスペルガー障碍という言葉が流行ったら、何でもかでもアスペルガー障碍じゃないかといった目でみようとするわけです。

いまや、つかみどころのないよく分からない子どもたちは何でもアスペルガー障碍だとか発達障碍だとか、そんなふうにみるようになっています。言っている本人はさもわかったような気になっているかもしれないけれども、本当にその人を理解するという意味ではそんな診断はあまり役に立たない。私はそう思うんです。アスペルガー障碍というラベリングは、こういう特徴がある、そういう人をこういうふうに呼ぶようにしましょうということでしかありません。そのように診断したからといって原因や治療がはっきりするわけではありません。一つの約束事ですね。どんな条件が備わったときにアスペルガー障碍というか、発達障碍ならばどういう条件が揃ったときにそのようにいうのか。そのような決まり事として診断基準は考えられているのです。

知的障碍の子どもたちの中で、どこかとっつきにくい、人間関係がうまくできないような子どもたちがいるということがわかった。そして、そんな子どもたちが何人もいることがわかり、それらを集めて、そこにどんな共通の特徴があるかをみていくと、これこれの特徴があるということがわかった。

アメリカのカナーという児童精神科医がそのことを一九四三年に発表した。すると、世界中の研究者がそういえばそのような子たちは自分でもみたことがある、と次々に似たような報告がなされて、世界中に共通した特徴をもつ子どもたちがいるということが分かった。

そうすると、これはいままで明らかにされていない、新しい特徴を持った病気じゃないか、新しい精神障碍じゃないかと考えられて、それが世界中で認められていく。すると世界中に一気にその病名が広がっていきます。

精神医学の歴史はそういうことを繰り返しているわけですが、発達障碍についてもそういうことがいえます。

行動特徴から診断することの曖昧さ

自閉症の行動特徴を取り出していくと、「周囲からの極端な孤立」とか、「言葉の発達に独特のゆがみ」とか、「強迫的な同一性保持の傾向、特定の物事への極端な興味・関心」などといった表現で示されることになります。こういう特徴がある子どもたちを自閉症と呼ぼうということです。

でももう少し考えてみてください。

「周囲からの極端な孤立」といいますが、具体的に身近な人をみたときに、Aさんは、人によっては反応をするし、決してどんな人でも無視するわけじゃない。だから「周囲からの極端な孤立」とは言えないかもしれない。

Bさんは、私に対してはすごくいい感じで反応してくれるから全然そんなふうにみえないけど、別の職員からすると、「いや、あの人は私にはうんともすんとも言わないし、常に私から離れているから、極端な孤立といっていいんじゃないか」とか、考える人がでますね。「周囲からの極端な孤立」ひとつとっても、厳密に考えていくと、人によってとらえ方が大なり小なり変わることが珍しくない。どこまでを「極端な孤立」といったらいいのかわかりません。だからといってそんな特徴を数字で表すこともできません。

実際、具体的に誰かにそれを当てはめようとするとものすごく迷うわけです。このような曖昧なところがある。それが精神医学の診断の特徴のひとつなんですね。

精神医学における診断はどのように行われているか

そこで精神医学において診断がどのようになされているのか。身体医学と比較して考えてみたいと思います。

医学は大きく身体医学と精神医学に分けることができます。

皆さん馴染みのある身体医学で診断がどのようにして行われているのか、よくおわかりのことと思います。今日もインフルエンザにかからないためでしょうか、マスクをしていらっしゃる方が数名いらっしゃいます。インフルエンザはウイルスという微生物によって感染する病気、感染症ですね。原因となるウィルスの存在が明確にわかっている。インフルエンザに罹らないためにはウイルスに触れないことが大切だからマスクをしておられる。

インフルエンザの診断はウイルスに感染しているかどうかを検査で判断します。そのことによって明確な診断がなされます。

このような診断は、どんな医者でもその検査器具を用いればほぼ間違いなくできます。本来医学が目指しているものはこのような性質の診断ですね。

誰が診断するにしても、同じようなやり方をすれば間違いなくできる。そういうものですね。その恩恵を皆さん方は日々の生活の中で十分に受けていらっしゃる。

それに比べると、精神医学は、先ほどの例でお話したように、「周囲からの極端な孤立」などといった行動特徴を手掛かりにして診断が行われています。そのような特徴は観察する人によって大なり小なり異なることが当たり前ですから、診断をめぐって議論は百出して、なかなか一致した見解が得られない。身体医学の診断方法に比べると、精神医学の診断はいまだに進歩がないというか、非科学的というか、頼りないところがあるというのは正直なところです。

精神医学の診断は行動特徴で行なわれていると言いましたが、精神医学はこころの問題を扱っています。こころの病気のなかで、何かある検査をして異常所見が出たらこういう病気であるというふうに診断できるものはないんです。精神医学も医学の仲間として存在していますが、精神医学における診断は行動特徴だけを頼りに行なわれているものなんです。あまり頼りになりませんよね。

皆さん、考えてみてください。

例えば、風邪をひくと熱が出る、ついで咳が出る、痰が出る、身体がだるくなる。そういう症状が出ます。でもそんな症状だけを確認しただけで、それはインフルエンザですなどと診断をすることはありませんよね。でも悲しいかな、精神医学はいまだにそんなレベルで診断しているということなんですね。

馬鹿にされても仕方ないくらい時代遅れの診断方法がいまだに取られている。こころの病気はそれほど把握するのが難しいという性質を持っているということです。

こころの病気とはどのようなものか

このことは何を意味するかというと、こころの病気は、身体の病気のように目にみえる形で、「客観的に」誰がみても同じように、その病気を特徴づけるものを取り出すことはできないんですね。

ですから、皆さんは「こころの病気」について訊かれると、それなりのイメージをお持ちでしょうが、子どもに「こころって何？　どんな形しているの？　どんな色をしているの？」とか訊かれたら、皆さん、どう答えますか。答えに困るでしょう。

「こころ」は目にみえる形で、誰がみても同じように、「こういうもんですよ」と示すことはできないんです。でも、誰も各自それぞれ自分の「こころ」を持っています。そのことを疑う人は誰もいない。

こころが具合悪くなるということについても、誰でもそれなりの実感として理解できるものがあるでしょう。

たとえば、ばかばかしいと思っても、気になって仕方がない。そんなことはあり得ないと思っていても、どうしても何かが気になって仕方がないというようなこころの状態に陥ることってだれでもあるでしょ。そういうときには「こころ」は不自由なものだなと思うし、「こころの病」というのはどういうものか、その一端を実感としてとらえることができるわけです。

しかし、目にみえる形では取り出すことはできない。

ではなぜ私たちが「こころの病気」というものは確かにあるということを信じているのか。お互いにそういう経験を持っているからです。大なり小なり。自分のこころが思うようにならなくて、何か不安で仕方がなくて、どうしていいか分からない状態になる。そういうことは経験的に知ってる。

だからAさんが同じようなことを言ったときには、「ああ、それはつらかっただろうね」と理解することができるんですね。ですから、他人事でなくて、こころの病気は、こういうふうになることが人間ってあるよねということを、話を聞くと確かにそうだと実感としてわかる。

そういうふうにして、人間のこころの問題はお互いに共通に理解し合えるものです。目にみえる形では客観的に示すことはできないけれども、お互いに話をすることによってわかり合える、そういう性質のものです。こころの病気の議論をするときは、それを客観的に示すことはできないけれど、それでいいのです。

それでも、どんな状態にあるかということを、自分がその当事者であれば、できるだけ他人にわかるように語る、わかってもらおうとする。あるいは、自分が相談受ける側だとすると、相手の気持ちをいろいろ訊いてみるとか、そういうことをやって、かなりのところがわかるようになるのです。

もちろんそれだけではどうもこうもならない部分もたくさんあるわけですけど、こころの問題について理解するときは、どうしてもそういうふうなやり方でやっていくしかないんです。皆さんもそうだし、精神科医であってもそうなんです。そういう性質のものなんですね、こころの病気は。

再び発達障碍について考える

では発達障碍をどのように理解したらよいか。

これまでわずか半世紀か七〇、八〇年の間に先ほどから述べたように大きく変化している。そのようなものですから、何かの本に発達障碍とはこのようなものだと書かれていても、いまのところそういうふうに考えましょうといっているだけなんです。

これからどう変わるかわからないところがたくさんある。ですから今のところそのように考えられています、というふうにとらえておくことが大切です。それは極端にいえば単なる約束事でしかないわけです。このところがとても大切なところですね。

なぜ私がこの本の中でそのことを強調したかというと、発達障碍は脳障碍が原因でもって起こる病気だというふうに信じて疑わない人がいる、世界中に。発達障碍の論文には、必ず冒頭に、「生まれつき」、生まれつきとは書かないが、「生来的」とか、「先天的」とか、「一次的」に脳障碍を持つものとして発達障碍は考えられているというふうに枕言葉として書かれているんです。

本当に脳障碍があるのであれば、それは客観的に目にみえる形で示すことができるはずです。そうでなきゃ、そんなことは言われないでしょ。でも、発達障碍の診断が、脳の検査をしてこういうふうな異常な所見によって行なわれている、などと一言も書かれていない。

脳障碍で起こるというのを信じて疑わない人はいま世の中にたくさんいるけれど、それは単なる仮説でしかないのです。もちろん、仮説は何かを研究する場合に大事です。仮説を立てないと研究はできませんからね。

恐らくこの病気はこういうことが原因ではないか、というふうに研究者は仮定するわけです。そして、いろんな実験をやって証明しようとする。

そのことは医学の発展のためにはとても大事なことです。

研究者はそういうことを考えて、いろいろ研究をやる。それは結構なことだけれど、われわれ臨床に従事している者は、臨床現場でいろいろな人に直に生で接触している。彼らに関わって、何らかの支援をする人間です。

仮説を信じて、この人に脳障碍があるなどということを前提にお世話するなど、私はもってのほかだと思っている。相手に対して失礼だと思っている。そのような思い込みは相手に失礼だし、そのようなことは許せないと思うんです。どういうことかというと、脳障碍という仮説自体が悪いんじゃなくて、その仮説をまるで本当のことであるかのように信じて疑わない人がいる。このことが私には許せないと思っている。仮説である限りは、研究する人は勝手にやればいいけれど（もちろん、相手に迷惑をかけたり、負担をかけることなど許されないけれど）、われわれのように現場で直接関わる人たちは、仮説をまるまる信じるのではなくて、そんなことは考えないで、実際目の前の人を、直に生でどういうふうに理解したらいいか、いろいろ考えていく、そういう作業が大事だろうと思うんです。発達障碍の歴史については、そのような思いを込めて書いたんです。

医学では病気の原因をその人の内部に求める

精神医学に限らず医学の特徴でもあるのですが、病気の原因は患者自身の内部にあると考えることが多い。

だから発達障碍についても同じような発想をしやすい。

しかし、人間が発達する、育つ。その過程で何か問題が生じる場合、その原因が子どもにあるのか、それとも育てる親のほうにあるのか、どちらかだと考えやすい。子どもに何かもともと問題があったのではないか、あるいは親の育て方がおかしかったからこうなったんじゃないか、そういう考え方をしやすい。発達障碍についてもこうした二つの考え方が時代によって大きく変わっていったんです。

最初の頃、発達障碍を精神病と考えていた時は、親の育て方に問題があるんじゃないか、そういう考え方が強かった。そんな考え方が数十年続いたんです。

ある時期から、どうもそうではないと。どうやら自閉症といわれている子どもたちは、言葉が何かおかしい。言葉の発達がおかしいから人間関係やコミュニケーションがうまくとれないんだと。そういうふうに考え方が変わっていった。育て方ではなくて、子どもの中（脳）に原因があると、そういう考え方をするようになったんです。

ですから、今は自閉症であれ発達障碍であれ、全て原因は子どもの中に求めようとする時代です。身体医学はもともとそういう考え方が支配的ですが、精神医学も同じような考え方が主流となった。

でも、発達障碍の問題というのは、発達の問題ですからね。人間が生まれて、だんだん大人になっていく、その流れの中でどこかおかしくなるわけです。

発達に何かつまずきを起こすわけです。発達でつまずきを起こすようなものを発達障碍というからには、発達は実際にどういうふうにして展開しているのか。具体的にどんな現象をいうのか考えなければいけません。そう考えていくと、人間は常に周りの人と関係を持ち、その中で生きて生活し、だんだん成長していきます。こころの発達においてもそうですね。からだはあまり人の世話を受けなくても何となく成長していくイメージがありますけど、実際はそうではありません。とりわけこころの発達は、いろんな人の世話を十分に受けて初めて遂げられていく。そのようなことはおよそ想像できますね。赤ちゃんをみればそのことがとてもよく分かります。母親をはじめとする多くの大人の世話を必要とします。

だからこころの発達の問題を考えるとき、子どもだけをみても本当のところはわからない。どうしようもない。そんなことは想像すればおよそわかるはずです。

今日このあと提出される事例も赤ちゃんの時期のことがいろいろと気になるケースですね。赤ちゃんのときにこの子はどういうふうに育てられたのか。どういう環境で育ったのか、親との間でどんなことが起こったのか、といったことが気になりますね。

そんなところをできるだけ具体的に丁寧にみていかないことには、発達の問題がどこにあるのかというのは分からない。でも残念なことに精神医学では、明らかにこころがおかしくなって初めて患者（子ども）に出会う。子どもが明らかにおかしくなって病院へ来る。そこではじめて医者が診察する。それが出発点です。

おかしくなった人をみる。実際おかしくなった人をみて、できるだけ元に戻そうとします。そういうことを周りからも期待される。それはちょうど、火事が起こると消防士が呼び出されて火を消す。このように消防士と同じ役割を、精神科医は求められていることが多い。そんな精神科医の多い中でごくごくわずかな医者が、こういうこころの病気がなぜ起こるんだろうと興味を抱きます。多くの精神科医はそんなことは考えない。忙しいし、考えてもよく分からないからでしょうが。

でも私たちが彼らの世話をしようとすれば、どうしてもこの子はどんなふうにして今まで育ってきたんだろうかと考えないと先に進めない。そうしないとどうお世話をしたら良いのかわかりません。

私たちも彼らに出会うのは、ほとんどの場合火事になってからですね。その人が過去にどうだったかということは、話を聞くしかありません。話を聞くとすれば親から話を聞くことになります。でも話だけを聞いていてもなかなか分からないことも多いのです。小さい頃この子はどうだったかとか、どんなことがあったか、親はもちろん話してくれますよ。

でも、それで、この子はこういう環境でこんなふうに育ったんだということを本当に分かったことにはならない。この本の冒頭にそういうことを書いたんです。

「関係をみる」ことについて考える（その1）

母親の話をどのように聞くか

冒頭で私が何を書いたかといいますとね。

よく耳にする話ですが、ある親が「この子は一人遊びばかりしていた」というふうに面接で話をしてくれました。そこで私は、ある部屋で自由に遊んでもらいながら子どもとお母さん二人の様子を、そこにどんな特徴があるかを観察しました。そうすると、ある場面で、お母さんの言うように「一人遊びに没頭している」ような姿を目にすることができました。「一人遊びばかりしている」子どもの姿が確かに目の前で観察できたのです。

でも私がそのまま観察していて、数分経ってからお母さんに部屋を出て行ってもらったんです。それまで、お母さんは子どもから少し離れた所に座っていました。子どもはお母さんに背中を向けて、お母さんを無視するようにして、お母さんの存在を気に掛けないようにして、まるで一人で遊んでいるようにみえた。だけど、お母さんが部屋を出ようとして立ち上がり、ドアのほうに向かった途端に、それまでお母さんに背を向けていた子どもがすぐに気付いて、お母さんを追いかけたんです。

私はこれをみて、この子は一人遊びに熱中してたんじゃないんだとすぐ気づいた。お母さんに背を向けて、まるでお母さんを無視してるようにして過ごしていたけど、本当は逆で、お母さんの存在が気になって気になって仕方がない。遊びに没頭していたわけじゃない。背中に目があるようにして、お母さんの様子をずっとうかがっていたんですね。

そこでお母さんが立ち上がったらすぐに気づいて、追っかけたのです。そこで私は、この子は「拗《す》ねている」とすぐに分かった。日本人ならそういうふうにすぐわかるんですね。「拗ねる」というのは甘えている証拠ですね。「甘える」ということは、欧米人にはなかなか分からないんだろうと思います。「甘え」という言葉がないからですよね。私は「甘え」を知っていたから、この子は「拗ねている」とすぐに分かったんだけど、欧米人はそういうふうには受け取らないですね。受け取れない、分からないんです。「甘える」、「拗ねる」などの言葉がないからです。だから「一人遊びに没頭している」というふうに行動の特徴をとらえるしかないのです。この違いはとても大きいんですね。

日本人であれば、当たり前のような感覚でとらえることができる子どものこころの動きです。「拗ねる」というのはお母さんに対して向ける子どものこころの動きですね。本当はお母さんに相手をしてもらいたいのに、お母さんは相手をしてくれない。でも自分からストレートにお母さんに相手をしてほしいと訴えることができない。何を言われるか分からない。もしもけんもほろろに拒絶されたら自分が傷つく。傷つくのが怖いからそんなことはできない。それでも、やはり相手してもらいたいという気持ちは消えない。だから、抗議の意味で、無視するようにして、怒ったようにして、そういう態度を取っているんですね。

皆さんも小さい頃、今でもそんな人もいるかもしれないけれど、そういうことをやったでしょ。とてもよくわかる話ですね。

このように相手のこころの動きを感じ取るといった理解がとても大事なんです。でも残念ながら、医学の知識のほとんどは輸入によってつくられたものです。「甘える」なんていう言葉を全く分からない人たちがつくった診断体系ですから、そういうことはひとつも書かれていない。子どもに焦点を当てて、子どもの行動特徴ばかりを記述する。それらを羅列することによって診断基準がつくられています。診断基準はそのようにしてつくられていますから、いかに診断基準には曖昧なところがあるかよくわかるのです。

なぜそうなるかと言いますと、「拗ねている」と私がとらえたのは、母親との関係で子どもの様子をずっと観察していた。だからそのようにとらえることができた。でも子どもばかりとらえて、その行動特徴を観察している人にすれば、「極端な孤立」という形でとらえてしまい、診断基準のひとつにしてしまう。

ここで大切なことは、先のお母さんは子どもの様子を「一人遊びに没頭している」ととらえていたことです。なぜそうなったのかという問題があります。お母さんは子どものこころの動きをとらえることが容易にはできない状態にあったんですね。だからそのようにお母さんは精神科医に報告したんですね。

行動ではなく「関係」をみる

行動特徴をとらえるという姿勢は、子どものこころの動きをとらえようとする姿勢とはまったく相反する態度です。それが客観的で科学的だと思われている。しかし、そんな態度で子どもの心理をとらえることなどできるはずはない。私たちが本当にその子の心理を理解しようと思ったら、先ほどから私が言っているように、この子は「拗ねている」という、そういう感覚でとらえることが大事なんです。

なぜ私はそれが分かったかというと、お母さんと子どもの関係をずっとみていた。するとそこにお母さんと子どもとの間のこころの動きがいろいろと感じられたんですね。お母さんが立ち上がって部屋を出て行こうとすると子どもがどのような反応をしたか、そういう流れを把握していた。だからその子がなぜそういう反応をしたのか、感じ取ることができたのです。こういう理解が本当の理解なんです。いいですか、ここはとても大事なことなんですよ。

私にこのような理解ができるようになったのは、常に「関係」をみながら子どもを理解しようとしてきたからだと思います。ずっとその流れを追いかけていく。先ほどまでこうしていたけど、その後、どんなことがあって、どんなふうになって、今に至ったのか、その流れをずっとみていくわけです。そうすると、その出来事の意味が分かってくるんです。このことが今日皆さん方に分かってもらいたいと思っているポイントの一つです。

さきほど病気の原因は何かという問題をお話しました。医学の世界では子どもの病気でも子どもの中にその原因を探ろうとしてきました。それと比べると、具体的にはお母さんと子どもを例に出したけれども、人間のこころは環境の中で動いています。だからこころの動きをとらえようとすれば、子どもばかりみていてはわかりません。必ず子どもがどのような環境の中に置かれていて、そこで何が起こっているのか、そのような状況や流れを把握した上でとらえようとする、そういう見方がとても大事になるのです。

言葉を文脈の中で理解する

さきほどからさかんに「流れ」と言いました。こういうことがあって、こんなふうになって、そしてその後どんなことが起こって今に至っているかという、そういう「流れ」ですね。流れの中で初めてこの子がこの場面でこういう行動を起こしたのはなぜかがわかるのです。

それをこの本の中では「文脈」といっているんです。

ある文章の中でAという言葉、Bという言葉、Cという言葉、いろんな言葉が使われているわけですね。それぞれの言葉の意味は辞書を引けばわかると思っている人がいるかもしれませんが、その文章の中でその言葉がどのような意味で用いられているかを知るには、「文脈」の中でみていかないといけない。ですから言葉の意味は「文脈」と切っても切れない関係にあります。

例えば、夫が妻に「あれ取ってきてくれ」と言ったとします。「あれを取ってきてくれ」という文章だけ読んでも何をとってほしいのか分かりませんね。でも、その夫婦が日常どんな生活をしていて、どういう場面でそういう会話がなされたのかをみていくと、何を取ってほしかったのかということがわかる。「あれ取ってきてくれ」という文章のみを取り出してもその意味がよく分からないけれども、全体の流れの中でその言葉の意味を理解すればわかる。そういうことです。

夫婦ですから普段から一緒に生活していて、相手がどんな時にどんなことをするかおよそのことはわかる。そうすると、夫がある場面で「おい、あれ取ってきてくれ」といえば、ちょっと気の利いた妻ならばすぐに、ああ、あれね、はいはい」とか言って取ってきてくれるでしょう。「あれだけではわからないでしょ！」とは言わない。普段からどういう生活していて、どんな人で、今のこの場面で、夫はこういうものを欲しがっているんだ、今こういうことを思い浮かべているんだとか、そういうことがわかる。そのように理解することができるためには、その言葉が発せられた背景をできる限り詳しく知ることが求められるということですね。どんな言葉であれ、どんな行動であれ、その行動の意味、その言葉の意味、その本当の意味を知ろうと思えば、その文脈を知らなくてはいけないということです。

「一人遊びに没頭している」とお母さんは表現したけれども、お母さんはそこでどのように関わったのか、どんな流れの中で、どんなことがその後起こったのか、そんなことをずっとみていて初めて、この子は「拗ねている」、ということが分かったのですね。

このように考えていく、こういう発想がとても大切になります。

「関係をみる」、「流れをみる」、そしてその中で子どもの行動の意味を知る。こういう発想ですね。

そうすることによって初めて、今、子どものある特徴はこんなふうに育ったからだとか、今子どもがこんなふうに反応しているのはこういうことが関係しているんじゃないか、ということがぼんやりとでもみえてくる。

常にこういう発想が大事です。今の医学の学問ではそういう発想はほとんどされない。全くその逆の流れになっている。

それが先ほどから言っているように、行動特徴のみをとらえる、子どもだけをみて、その行動特徴として取り上げる。一人遊びに没頭しているというのは、特徴として取り上げているのですが、それは私に言わせれば、「一人遊びに没頭している」のではないんです。でも「一人遊びに没頭している」かのようにみようと思えばみえる。だからそういうふうに記述しているんです。

でもそのような記載は客観的でも何でもありません。そういう不確かな記述を頼りにして行われる診断を鵜呑みにしてはいけない。

「関係をみる」ことの本質

つぎに、もっと大事なことを言いますね。

お母さんと子どもの「関係」を本で取り上げています。

そこで「関係」を強調しているのですが、お母さんと子どもの関係であって自分には関係ないと思っている人もいるかもしれません。まるで自分には関係ない、他人事のように思っている人もいるでしょう。だって母と子の関係を述べていますからね。でもこれを母と子に限った話として聞いている限り、他人事のようにして考えている限り、「関係」をみることの本質をとらえることはできません。

私と子ども。あるいはお母さんと私。お母さんと子どもとの関係の流れをみたときには、決して一人遊びに没頭しているのではない、この子は拗ねているんだ、と私は思ったんですね。

なぜ、そう思ったかというと、子どものお母さんに対する態度。それは私のこれまでの経験を振り返ってみると、お母さんに相手をしてもらいたいけれども、なぜかそれは言い出せない。お母さんに自分をストレートに出せない。それまでに鬱積したものがある。お母さんと子どもの間になんらかの緊張がある。それは私に言わせると「甘えたくても甘えられない」心理が働いているということなのではないかと思ったのね。だからこの子は「拗ねている」というふうに思った。

私がいまどうしてそのように皆さんに説明しているかというと、私自身がこの二人の様子をみて、私自身がこの子になった気持ちでみていくと、そういうふうに感じ取ることができたからなんですね。

私は子どものこころにぐっと近づいて、子どもになったような気持ちが私の中で働いているんですね。お母さんと子どもの関係を話しているけれども、本当は子どもと私との間に起こっていることをも感じ取っているんですね。

だから私はこの子どもが「拗ねている」と感じ取った。それと同じように、お母さんは子どもを遠くからみて、どうしていいか戸惑ってお手上げ状態にあるということがわかる。私は子どもとお母さんの場面をみながら、お母さんの気持ちに近づいてみたとき、そういうふうに感じ取っているんです。

ですから、私が今のお母さんと子どもの場面を説明しているのは、私自身が子どもになったような気持ちも起こり、私自身がお母さんになったような気持ちも起こっている。そういうようなことが同時に起こりつつ、お母さんと子どもの場面をみているから、今のような理解ができるのだと思います。

これが「関係をみる」ということの大事なところだと思います。

他人事じゃないということですね。その子どももあるいはお母さんと私の関係が立ち上がったときにいろいろ感じるわけです。

このあと行なう事例検討の対象となった男性に、先ほどお会いしました。わずか数分ですけれど、待合室に来てもらいました。お会いしてとても良かった。一対一でお会いすると二人の間にいろんな感情が起こるんです。

彼自身もいろんな感情が起こっているから、いろんな反応してるんだけど、それが会っているとすごくよく感じられるんですね。

そのような彼の反応をみていると、彼にどんな心理が起こってるのかということが手に取るようにわかる。彼に今どんな気持ちかなどと訊くわけではありません。聞かなくてもわかるんですね。

目の動きとか、身体のちょっとした動きをみているとね。

それが大事なんです。それが人間に対するときの一番大事なことだと私は思っています。

そのことは「関係をみる」ことによってはじめて感じられるんです。

面接において直接関わる中で二人の間に立ち上がるいろんなこころの動き、それを私自身が感じ取る、それこそが相手を理解する上でもっとも重要な手掛かりになるんです。

これまでのまとめ

これまでのところを少しここでまとめてみましょう。

第一は、子どもばかりみていてもだめだということ、つまりは両者の関係をみなくてはいけない。でも、子どもとお母さんの関係だけを第三者の目でみてもだめだということです。

お母さんとともにいる中での子どもをみること、つまりは両者の関係をみなくてはいけない。でも、子ど

自分もその中に入って、子どもと自分との関係、お母さんと自分との関係、そういうものを含めて、すべて自分との関係の中で自分にどんな気持ちが立ち上がるのか、湧き起こるのか。

そういう自分自身のこころの動きを発見すること、それが自分のこころをみつめるということなんですね。そうした作業を通して自分を知る。

そうすると相手の気持ちがわかるようになる。他者を知るにはまず自分自身を知ることが大切になるんです。このようなプロセスを幾度も繰り返すことによって初めて他者を深く理解することができるようになると思うのです。

第二は、「流れをみる」こと、つまり「文脈を読む」ことです。

どういうことかというと、私が先ほど会った彼のことについて具体的に話してみましょう。

彼が待ち合わせの場所に来ました。そのあと私が部屋に入ったとき、彼が私にどのような視線を向けたか。

私が椅子に座るまで、彼は私をずっとみていたけれど、その眼差しがどんな感じだったのか。彼のそばには二人の職員が同伴していたけれども、最初職員はずっと立っていた。そのとき、彼はどんなふうに職員に視線を向けていたのか。そういった場の流れを私は常にモニターしていたんです。

そのような流れの中で彼がある動きを示した。だからその動きを流れの中でみていくと、彼の些細な動きの意味がわかるんですね。その場で彼は何も語らない。無言劇、サイレント映画ですよ。

でも私には彼のこころの動きがびんびん感じられて、とてもよくわかるんですね。なぜかというと、その流れの中に自分自身がきちんとコミットしているからなんです。

こういうことがとても大事なんです。

そういうことをしないで、断片的に、瞬間的にぱっとみて、この子は何か落ち着きがないなどと判断してわかったような気持ちになる。こういう見方が一番まずいんですね。ぽつんと一人で離れて遊んでいると「一人遊びに没頭している」と簡単に判断してしまう。

横断的に、ある場面のみに焦点を当ててとらえようとする、そんな見方はだめなんですね。

これまでどんな流れがあって今に至っているのか。一分前からの流れ、一日の流れ、一週間の流れ、あるいはもっと長い目で一カ月、一年など。

さらにはこの子の今までの人生全てを通してみていく。

そういう流れの中で理解すること、このような見方が「文脈を通して理解する」ということなんです。

だから、歴史を知るというのはすごく大事なことなんです。歴史というと、この子が生まれる前からの歴史もあるわけですよね。深い理解に到達しようと思ったら、どんどん歴史をさかのぼっていくことになります。

そういう理解の仕方が大切だということです。

自分がその人と関わったとき、どんな気持ちになったのか、彼がこんなふうにしたら、私はすごく腹が立ったとか、悲しくなったとか、非常に不安になったとか、そういう気持ちがいろいろ起こるんですね。

このような気持ちの変化に気づくことがものすごく大事なんですね。

なぜかというと、こちらにいろいろこころの変化が起こるでしょ。それは全て相手にも影響を及ぼすということです。

そういう視点がないと、この子は何か、目の前で落ち着きがないなというふうにしかみえない。私との関係でみたら、彼にとって私は全く見も知らない人、わけがわからない人、そんな人が急に来て、自分の知らない部屋に連れて行かれた。これから何が起こるかわからない。そんな状況に置かれたら彼は不安で仕方がない。

だから彼は先ほどのような態度をとっていることがとてもよくわかるんですね。

単に落ち着きがないとかいうことでなくて、私と出会って彼は不安で仕方がなかったのではないかと思うんですね。

本の冒頭で書いた例では、お母さんは子どもの気持ちがどうしてもつかめない。何がなんだか訳がわからないのでしょう。この子は目の前でなぜこんなことをしているのかがわからない。どうしてお母さんは子どもの気持ちがわからないのか。母と子のこころのつながりがうまく働いていないのでしょう。それはなにかといえば、子ども自身が自分の気持ちを表に出さず、お母さんとのかかわりを避けているからです。遠く離れてひとりで遊んで、お母さんを無視するようにして背中を向けている。だからお母さんは「一人遊びに没頭している」というふうに子どものことをとらえてしまうのですね。お母さんにはそういうふうにみえてしまうのです。

子どもはお母さんに対して「甘えたくても甘えられない」、「拗ねている」、だからあんなふうにしているんだと、お母さんはそんなふうに考えることがむずかしい。

「関係をみる」ことについて考える（その2）

「流れ」は常に変化し続ける

「流れ」を大切にしてみていく際に何が難しいかをお話しします。

「流れ」をみるためには常に変化し続ける現象をとらえていなければなりません。それは瞬時に変化してしまうものです。よって固定的にとらえることができません。一時も気を許すことができない、常に真剣勝負のような気持ちでとらえないととらえ損ないます。

常に動いている変化をつかまえるためには、自分のこころも同じように動いていなければなりません。このことが慣れない人にとってはとても難しいことなのです。

例えば、私たちはよく「落ち着きがない」という言葉で表現しますね。「落ち着きがない」というふうに言葉で表現すると、ある意味ではとても分かりやすいですね。なんとなくわかったような気になります。

しかし、実際に落ち着きのない子どもの姿を想像してみてください。今日私がお会いした彼を例にとりましょう。彼は私と会っている間ずっと、椅子に座っていました。ずっと椅子に座っている子どもに対して落ち着きがないと言わないですね。

でも、私からみたら、眼球がきょろきょろ動いていて、こちらをものすごく警戒して、おびえたような表情していました。

目の前にはいつも見慣れている二人の職員がいたけれども、彼らにもひどく警戒していました。そんな目つきをしていました。心細いだろうと思われるにもかかわらず、職員に全然頼ろうとしませんでした。職員も私と同じように怪しい人間としてみていたのでしょうね。

職員との日ごろの関係がどういうものかということが想像できますね。私も彼のそばにいるとそわそわした感じになりました。

だから、彼も落ち着きがないのだろうなと思いました。彼に接しているときに私が感じ取る生の感覚でいうと、「落ち着かない」という感じになるわけです。

それは、目にみえるような動きの激しい、うろちょろしている、そういう落ち着きのなさとは違います。

しかし、それでも私の感覚では「落ち着きがない」ということになる。こころが落ち着かない、何かどしっとしていない、誰にも頼れない、何か起こりそうな感じがする。

そういう感覚が彼の中に起こっているのではないでしょうか。そういうものを肌で感じる中で、彼の中に落ち着きのなさをとらえたんですね。

こころの動きを内省的にとらえ直す

今、私が話したことは、すべて私自身のこころの動きを内省的にとらえ直すことによってわかったことです。

私のなかに立ち上がったこころの動き、変化し続けるなかでの動き、ないしその流れ。私はそれをとらえて言葉で表現しているんです。

この感覚がとても大切なんですね。おわかりいただけたでしょうか。人間のこころを理解するためには、そういうこころの動きをともに感じ取ることがことのほか大切になります。そうした中でしかこころをとらえることはできません。

そのためには、その人と時間を共にして過ごす。その中で初めて、その人のこころの動きが自分の中にも同じような動きとして立ち上がる。その結果つかむことができる。そういうことなんです。

たとえば、音楽を聴いて楽しむときには、音の流れがあるでしょ。メロディー、その流れの中に自分を投入して、その雰囲気に浸ることによってはじめて音楽に酔うことができる。その感覚に陶酔することによって初めて楽しむことができる。

それと同じような体験をすることが、その人のこころを理解するときにものすごく大事だということです。そういう流れに身を任せると、何か一瞬の変化を鋭敏に感じ取ることができるようになるんです。

いい音楽を聴いているときにある楽器がとんでもない変な音を出したりすると、不快感が生じてすぐ分かりますね。そういう感覚と同じようなものが、その人と一緒に過ごしているときに起こるんです。

急に、唐突に、その人が変な反応を示す。何かをしでかす。それを鋭敏に感じ取れることができるようになると、なぜそういうことをしたのかが問題となりますね。流れに身を任せて付き合っていると、なぜ唐突にこんなことやりだしたかというのが分かってくるんですね。そういう関係になることがとても大事なんです。

これまで私は「関係をみる」ということのポイントをお話ししたつもりです。

他人事として遠くからみている限りはまったくできない作業です。相手の観察ばかりするのではなく、その人と時間を共にしながら、自分の中にどんなこころの変化が起こるのか、そういうことに気付くことがすごく大事なんです。

それは頭で考えたような知識ではなくて、自分の生の体験を大事にして初めて得られる感覚です。知識はどうでもいいんじゃないですよ。

知識がないと、自分のやっていることが何なのか、さっぱり分かりませんからね。「甘え」という言葉を知らない人間は、子どもの「甘えたくても甘えられない」心理を理解することはできませんね。

それと同じことで、知識をもたずに経験だけを積み重ねても、自分の行動がどんなことを意味しているのか、気づくことができません。それはとても恐ろしいことです。

知識を踏まえながら経験を積み重ね、その経験を踏まえてさらに知識を改める。そういう往還運動を繰り返していく、そういう姿勢が大切ですね。

これまで話をしてきて皆さんの反応をみていたら、皆さん方にとって一番分かりづらいところは、これまでに述べてきたことなのだということがわかったような気がしました。

「甘え」の問題を考える際の難しさは、〇歳、一歳台に体験することにあるんです。〇歳、一歳台の体験は、人間にとってものすごくつらいことなんですよ。生きるか死ぬか、全てを握っているのは親で、親が「あんたなんか、面倒みませんよ」と言ったら生きていけない、死ぬんです。ですから、ある意味親には絶対服従しなければならない。そんな事態さえ起こりうる。下手すると実際そのようなことが起こる。それが虐待問題に発展することになる。

現に子どもが親に絶対服従させられるようなことは頻繁に起こっています。それだけ子どもの立場は弱い。子どもたちは大なり小なりそういう類の体験をしているんですね。これはとてつもなく苦しい体験です。人間苦しい体験であればあるほど忘れたいですね。忘れようとします。

「三つ子の魂百まで」と言いますね。生後三年間の経験はずっと一生涯生き続けるという意味ですが、その一方で生後三年間の経験の多くは思い出すことができません。

どこかに記憶されていることは間違いないだろうけれど、私たちはその記憶を想起することが難しい。思い出すことはあんまりできない。思い出すとあまりにも苦しいから。人間はそんな苦しいことを忘れることによって、なんとか日々平穏に暮らしていけるというところがありますね。

あまりにつらいことをずっと忘れずにいることは、人間にとってとても苦しい。時間がたてば次第に忘れられるから人間はどうにか生きていけるんですね。今までやってきたことが全て忘れられなくなったら、生き続けることが難しくなる。ひょっとしたら精神的に破綻するかもしれない。

ですから、忘れることはすべて悪いことではなくて、大切なことでもあるんです。

ただ、難しいのは、本人は忘れて何もなかったかのように思っている。生後三年間のいろんな経験を本人は忘れている。だけれども、実際にはその記憶はこころの深いところで脈々と生き続けているんですね。

それが対人関係の中で時折顔を出すんです。このことが一番難しいことだけれども、私たち臨床に従事する者にとっては一番大切なところなのです。

コミュニケーションの二つの次元

生後三年間が大事と言ったでしょ。

特に、「甘え」の体験について。「甘え」の体験は言葉を獲得する以前の体験です。そのような体験はなかなか思い起こすことは難しいんですね。

日頃はよみがえることが少ないけれども、意識されない形で記憶されている。

これが特徴です。本人は意識してないけれども、過去の「甘え」体験が現実の人間関係の中に顔を出しているんです。人間関係の基盤にずっと生き続けて脈々と働いているんです。

人間関係、コミュニケーションという言葉で言い換えてもいいですけれども、私たちはコミュニケーションというとすぐ言葉によるそれを考えますね。そのようなコミュニケーションでは私たちは言葉を意識して使っていますね。

でも実際のコミュニケーションは言葉による次元のものと、そうでない日頃は自分でも意識しない次元で働いているものがある。それらが複雑に絡み合いながらコミュニケーションは行われているんです。

コミュニケーションは、言葉がやり取りされる次元と、過去の経験が今なお息づいている次元のもの、双方が複雑に絡み合って行われている。

コミュニケーションはそういう世界なんです。

このことをよくよく考えていないといけません。なかなか難しい世界なんです。日頃は誰でもコミュニケーションで言葉にとらわれやすいですね。

例えば、私が皆さん方に話す。私は言葉を選んで話しているけど、自分の声を録音して後から聞くと、嫌になる程まとまりのない、文章になっていないところがたくさんある。

聞いている側は、私の口から出た言葉だけを聞いているのではない。もしも言葉のみが相手に伝わっているとすれば、これほどまとまりのない話がすんなり頭の中に入るはずはない。

でも言葉以外の私が伝えたいという思いを言葉にいろいろと込めている。それが相手にも伝わっているからこそ、講演というライブな体験の意義がある。

ですから、私が自分の気持ちを分かってほしいと思って、相手に言葉でなんとか伝えようとしているんだけど、聞く側がもしも私の言葉だけを聞いていて、それだけで考えようとしているのであれば、とても私の話はわかりづらいということになる。

だから、人の話を聞く時に大切なことは、あの人はいろいろしゃべっているけれども、本当は何を言いたいのか、そのことを常に感じ取りながら聞くことなんですね。

話す側もそのような思いで話し、聞く側も同じような思いで聞く。そうするとそこに本来の望ましいコミュニケーションが展開する。

コミュニケーションはそのようなものだと思います。

なんとなく自分のまとまりのない話の言い訳をしているようで気恥ずかしいのですが、私がみなさんにお伝えしたかったことがおわかりいただければありがたい。

ある事例を通して

子どもが嘘をつくと心配になった母親

つい最近、ある精神科クリニックの外来で、印象に残ったケースがありました。ちょっと思い出したので話します。

あるお母さんが、「この子は嘘をつくんで、将来どうなるのか心配なんですよ」との相談で来られたんです。

子どもは小学一年生の女の子でした。

そこで私は「どんなことを言うんですか」とお母さんに訊ねました。

すると「学校で、誰々さんにいじめられる」とさかんに言うらしい。

最初は本当にそうだろうと思ったけれど、二回、三回と同じことを言うものだから、だんだんこの子は嘘をついているのではないかと思うようになりました」とお母さんは言いました。

いろいろと話しているうちに、お母さんはこの子が「誰々さんにいじめられている」と最初に訴えた時、お母さんははじめてその子の話を真剣に聞いたように思うと話すんですね。

それまで家庭ではいろんなことがあったんですね。

だから、その子からしてみると、はじめてお母さんが私の話を真剣に聞いてくれたと思ったのでしょうね。

誰々さんにいじめられた話をしたら、お母さんは一生懸命私の話を聞いてくれた。この子はそれで味をしめたのでしょうね。味をしめたという言い方はよくないかもしれないけれど、とても嬉しかったんでしょう。だからまたお母さんに話を聞いて欲しくなったら、また誰々さんにいじめられたという話をしたのでしょうね。

でも子どもは何かにつけて同じようなこと言うもんだから、この子は嘘をついているんじゃないかなと、お母さんは心配になったんでしょう。

私は話を聞いていて、なるほどなあと思いましたね。お母さんはこの子が本当のことを言っているかどうか気になって仕方がないんですね。言葉の内容が正しいのかどうかということが気になったんですね。言葉の意味ですね。

そこで私はつぎのようにお母さんに話しました。

「お母さん、誰々さんにいじめられたというのが本当か嘘か、そりゃ分かりせんよね。でも、お子さんの話が本当か嘘かということが大事でなくて、誰々さんにいじめられたことをお母さんに話すことによって、お母さんに聞いてもらったことが嬉しかったんでしょうね。だからまたお母さんに自分の話を聞いてもらいたいという気持ちが起こったんでしょうね。お子さんが同じようなことを言うのは、私の話を聞いてほしいという気持ちを訴えたかったからではないですか」

「そんなふうに受け止めたらいいんじゃないですか。話の内容が本当か嘘かということを判断することが大事ではなくて、なぜ同じようなことを話すのか、その思い（動機）を考えてみたらどうですか。お子さんはただなんでもいいから話を聞いてもらいたい、そういうふうに受け止めたらどうでしょうか」

私はそんなふうにお母さんに話してその日の面接を終えました。

言葉の字義にとらわれないこと

先の話で大切なことはどんなことかというと、人の話を聞く時は、その言葉尻ないし字義にとらわれてはいけないということなんです。

なぜこの子はこんなことを言うんだろうか、そういうことを感じ取りながら人の話を聞くことが大事だということです。

その分かりやすい例として話したんですけれど、こういう姿勢が大事なんです。その人が言葉を発するとき、当然ですが、ある気持ちが動いているんですね。いわば話す動機ですね。そのため話し言葉にはその人のある気持ちが一緒に乗っかかっている。それをも汲み取りながら人の話を聞くことが大切なんです。

好ましくないのは、この人は何を言っているか、言葉だけを取り上げる人がいますね。そういうかたちのコミュニケーションをとる人は、人間関係もなかなかうまくいかない。さっきのお母さんの例などそうですね。子どもの言っていることは本当かどうか、言葉尻をとらえて考えているからです。

そうではないんです。最初この子が「誰々さんにいじめられた」と言ったとき、この子はどんな体験をしたのか。お母さんはこの子の話を真剣に聞いてやった。そういえば、それまでこの子の話をあまり聞いてやっていなかった。お母さんはそう振り返ることができている。

この子にしてみれば、そのとき初めてお母さんは私の話を親身になって聞いてくれた。それに味をしめて、またお母さんに私の気持ちをしっかり受け止めてもらいたい。そんな気持ちになったときに同じようなことを言う。

それだけお母さんに聞いてもらいたい思いがあるということです。相手の思いを感じ取りながらコミュニケーションをとるようにこころがけることが大事だということです。

以上の話をまとめますと、日頃から皆さんは利用者の人々に対してどういうことをこころがけたらよいか、よくおわかりになったのではないでしょうか。

日頃この人はどんな生活をしているのかということに常に目配りしながら、今の様子をみて、コミュニケーションをとるということですね。

そういう丁寧な観察がまず求められます。

さらに、この人は今までどのような人生を送ってきたのか、その人の歴史の中で今を理解する。そのようなことを念頭に置きながら、実際のコミュニケーションを取るときには、言葉にならない言葉に耳を傾けることです。

なぜこの人は言葉にならない言葉をさかんに言っているのか。

そこには何かある気持ちが動いているんですね。

だから言葉にならない言葉を発しているんです。そんな時にはどんな気持ちがそこにこもっているのか、込められているのか、何がそこに感じられるのか。そのようなことをその人たちと関係を持ちながら感じ取るように努める。

そういう姿勢がないと、とくに発達障碍といわれる人たちとのコミュニケーションは難しい。こういうことをこころがけることが大事なんです。でもこのことは別に発達障碍といわれる人たちに限らないんですけどね。

このあと質疑応答の時間をとりたいと思いますが、ひとまずは私の話はここで終わりとします。ご清聴あ

りがとうございました。（拍手）

質疑応答

質問１：先生のお話の中で、言葉を発するときには、そこに気持ちが乗っかっている。それをみていかなければ、という話があるんですけれど、この本（『甘えたくても甘えられない』）の中で関係がこじれた子の中には、自分がなかなか表に出せないので、言葉に思いが乗っかりづらくて、感じづらいようなこともあるとあったんですけども、そういったときには、自分たちはどのようにしたらよいでしょうか。

小林：二歳、三歳、四歳とだんだん年を重ねるにつれて、この○歳、一歳の時の体験は表に出なくなる。何もなかったかのようにして、人間というのは振る舞う術を身につける。ごまかしの技術を身につけるんです。

現場の人たちからみると、それはいろいろな問題行動として受け止めることが多い。だから、問題行動がものすごく出ているとき、みなさんはそれに目を奪われやすい。たしかに問題行動に対してある程度は消火活動、つまりその行動がおさまるような対応をしなくてはいけない。ではは火を消すためにどうしたらいいか、それは一つの技術になりますね。いろいろなやり方を取ることになる。

そこで大事なことは、この人は好き好んでこういった問題行動を起こしているんじゃないということを、常に自分に言い聞かせことが大事です。

ここまで追い詰められて、苦しくて仕方がないから、こんなとてつもない問題行動を起こすんだ、というふうに理解することがまず大事です。

そうすると、そういう気持ちで相手すれば、問題行動を起こしている人を、だめでしょとか、いけないことをしている、というふうにして責めたりしなくなる。逆に、苦しくて仕方がないんじゃない？というふうに共感的に関われることができるようになるわけです。

この両者の違いというのは、決定的に大きいです。彼らは苦し紛れにやっている。好き好んでやってるわけじゃないんです。彼らは苦しくて仕方がないのだというふうにとらえて相手すれば、無茶なことをしない限り徐々に火は収まってくる。

そうすると、次第に私たちはその人の気持ちを感じ取りやすくなっていく。そういうことになりましょうか。

質問２：動きだけをみるのではなくて、流れの中で利用者のことを理解していくことが重要だという話があったと思うんですが、実際、現場で利用者と関わる中で、どうしても利用者の動きばかり注目してしまいがちなんです。どうすればもう少し余裕をもって関わることができるのか。そういうものがありましたら、教えていただきたいのですが。

小林：いい意味での経験を重ねることは絶対に必要でしょうね。経験を積み重ねれば、できるようになるという単純なものではないけど、経験は絶対に必要でしょう。

私も年取れば取るほどみえてくることがよくある。でもね、私は時々若い頃に書いた論文を読み返すことがあります。すると、自分の目の付けどころは昔からずっと一緒で変わっていないな、と思うことがあるんです。ある意味自分で感心してしまって、なかなか捨てたもんじゃないないなと思う。

でもその反面、あまり進歩していないなということも感じる。複雑ですね。こうしてみると、その人の目の付けどころは誰でもそんなに簡単に変わらないものだと思いますね。経験を積み重ねればすぐ変わるというような単純なものではない。

だから、普段から、さきほど私が言ったようなことをこころがけていけば、若いうちだったら変わる可能性は高いという気がする。年取ってからはもう遅いかもしれませんね。

目の付けどころといいましたが、それは、言葉を換えていうと、何に関心を持っているかということなんですね。

どんなものに関心を持っているかということが肝心なんです。見掛けにとらわれやすい人がいますね、そのようなひとはむずかしい。

人目を非常に気にする人がいますね。こんなことしたら誰かに何か言われやしないか、ということがとても気になる。そんな人は難しい。

これは大事だというゆるぎないものを持っているほうが伸びる。

子どもで言えば、強い好奇心ですよね。何に面白いと感じるか。この人にはこんな面白いというか興味深いところがある、ということを常に発見ができたら、現場の仕事も面白くなる。

私は常にそういうことを積み重ねてきてやってきたように思う。人間のこころを面白いと思わないと、このような仕事はできないでしょう。

毎日毎日一見同じことの繰り返しで、変化のない生活を送っていると思うかもしれない。でも現実はけっしてそんなものではないですからね。

常に変化し続けているんです。その微妙な変化をとらえられるかどうかにかかっている。仕事が面白くなるかどうかは、そこにかかっていると思います。

そうすると、いろいろなことがみえてくるようになる。自分の見方がこんなふうに変わったら、相手にこんな変化が起こった。そういうことが体験できると、仕事もより面白くなるのではないでしょうか。


二〇一五年二月七日、社会福祉法人芳香会青嵐会蕗のとう舎（栃木県古河市）

平成二六年度第二回職員研修会での講演

四．乳幼児期の関係病理からみた精神障碍の成り立ち

乳幼児期の母子関係から見た対人関係障碍の内実——母子ユニット（ＭＩＵ）での経験から

母子ユニット

私が「関係性」という言葉を使い始めたのは、一九九三（平成五）、一九九四（平成六）年あたりからですが、最初に「関係性」なる用語を使って論文を公に発表したのは一九九六年です。[注4] 今からおよそ二〇年前のことでした。

なぜ「関係性」に関心を持ったかと言いますと、私にははっきりさせたいテーマがあったからです。「自閉症」と言われるけれども、それは基本的に、子どもとお母さんとの関係がうまくいかないわけです。関係がうまくいかないというその中身が何なのか、外国の諸説を鵜呑みにするのではなく、予断・偏見なく自分のこの目でそれを確かめたい、いつか自分の手ではっきりさせたい、そういう思いでした。

そのために私は一九九四（平成六）年に、転勤で移った東海大学に母子ユニット（Mother-Infant Unit、略

注4　小林隆児（一九九六）「自閉症の情動的コミュニケーションに対する治療的介入」「児童青年精神医学とその近接領域」三七巻、四号、三一九－三三〇頁．

してＭＩＵ）を創設しました。

これは、主にお母さんと乳幼児期（〇歳、一歳、二歳を中心に）の子どもとの間にどんな関係の難しさが起こっているのか、それを直接観察で明らかにしながら、治療を進めるための治療室でした。

お母さんと子どもとの間に何が起っているかをみるとき、その場にともにいて、一緒に付き合いながらそこでどんなことが起こるのかを体感することも大事ですけれども、それだけでは駄目なんです。

その場に居合わせても気づかないところで両者の間に瞬間的にいろいろなことが起こっています。そばに居ながら一生懸命セラピストとして関わっている時には、かえって見過ごすことも多いものです。それをしっかり捉えるために、私は次のような物理的環境を整えました。

部屋には天井にカメラを三台設置しました（図1、図2、三〇頁参照）。子どもは動き回り、お母さんも一緒に付き合います。私たちも一緒に動くことになるのですが、そうすると一台のカメラで参加者すべての動きを追うことができません。そのため全体をきちんと捉えるために三台のカメラがどうしても必要だったのです。隣りに観察室（図7）があり、そこで3台のカメラを操作することができます。放送局みたいに、その場に応じて一番よく映っているカメラに切り換えます。「1カメ。次は2カメ。次は3カメ」などと言いながら、スタッフに随時指示したり、自分で切り換えながら一本のビデオに編集していました。少なくとも四名程度のスタッフが常時必要でした。幸い、たくさんの学生が私のところで勉強していましたので、皆さんに助けられました。

私がＭＩＵを始めて二十年あまり経ちますが、実際にそこで臨床研究活動を行ったのは十四年間です。Ｍ

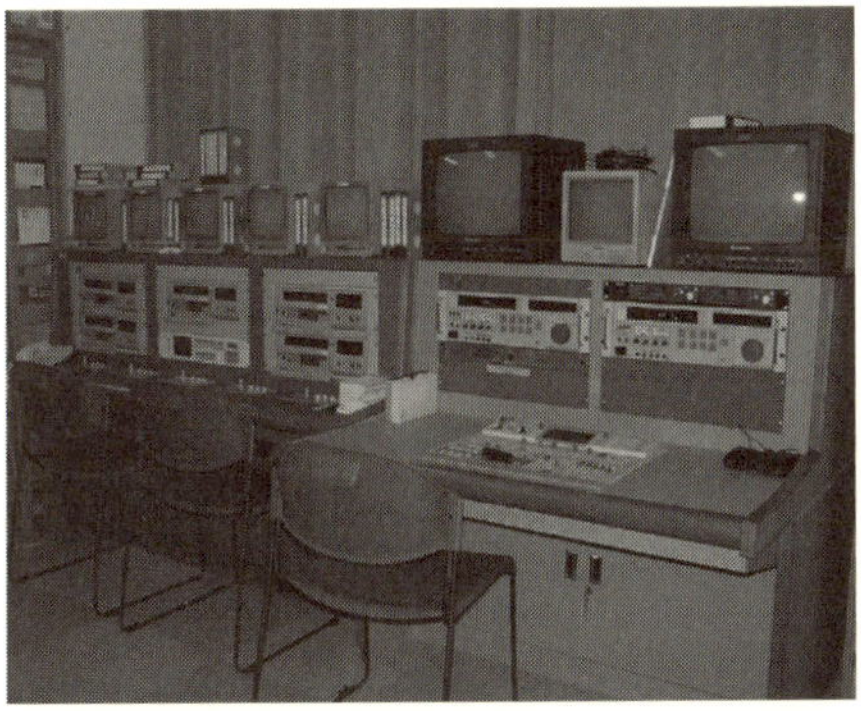

図７　母子ユニットの隣りにある観察室
（３台のカメラを切り替えながら観察できる）

ＩＵで活動している最中は、運営自体に忙殺されて、一例一例丁寧に振り返りながら検討することがなかなか難しかったというのが正直なところでした。

しかし、その後職場が変わり、今の福岡の職場（西南学院大学）でこころのゆとりを取り戻すことができましたので、改めて記録した録画ビデオを、何度も、何度も、丁寧に振り返りながら検討していきました。

この作業は本当にやってよかったと思います。見直すたびに発見の連続だったからです。

今日はそこで得た発見を元にお話しようと思います。このビデオで私が掴んだ発見は臨床における紛れもない重要なエヴィデンスですので、その中から厳選して論じてみたいと思います。

「関係性」への着目

ＭＩＵで活動を始めてから間もなく「関係性」に着目した研究を毎年学会で発表するようになりました。

しかし、当時しばらくの間、フロアからの激しいバッシングを受けました。[注5] その背景を説明するために、少し昔の話をしたいと思います。

一九七〇（昭和四五）年、医学生だった私は、ボランティア活動を始めました。

そこで自閉症の子どもたちと直に触れ合う機会を多く持ちました。

それは私にとって大きな財産となりました。なぜなら、医学的知識がほとんどゼロの段階で、まっさらな気持ちで自閉症の子どもたちと出会って、そこでいろいろなことを経験することができたからです。

もしも「自閉症とはこういう障碍で、こういうふうな症状があるから、こんなふうに診断して、こういうふうに治療をするのだ」というような医学的知識が先にあったとしたら、おそらく、そういう枠組みでしか彼らをみることはなかっただろうと思います。

私は学生時代に彼らと出会いましたので、「どうしてこんなに関係がうまくできないんだろうか」と不思議でたまりませんでした。

当時は「母親の育て方が悪いから自閉症になる」という「母原病」の考え方の影響がまだまだ色濃く残っている時代でした。お母さん方に個人的にお会いするといい人ばかりだし、「こういうお母さん方の育て方でこんなふうになるなんて、とても思えない」と思っていたのですが、では何かということまでは分からないままでした。

注5　小林隆児（一九九六）「自閉症の発達精神病理と治療‐生涯発達の視点より」「児童青年精神医学とその近接領域」三七巻、二一五‐二二一頁。この論文は一九九五年十一月二日に開催された日本児童青年精神医学会総会（岡山市）シンポジウム「自閉症とライフサイクル―病態の理解と医療・教育の現状」での発表内容であるが、この論文が掲載されている学会誌には当日の討論も掲載されている（二二六‐二二九頁）。誰がどのような発言をしたか記載されているので、それを読めば当時の学会の雰囲気の一端をご理解いただけるのではないかと思う。

私が医者になった一九七五（昭和五十）年頃には「脳障碍仮説」が流布し、わが国の精神科医のほとんどはそれに飛びつきました。

そうすると自閉症に対する見方は一変し、「母原病説」を唱えていた時代は母親にとって「悪夢の時代」とみなされ、忌避されるようになりました。そういう悪夢の時代が去り、脳障害仮説が生まれ、全国的に広まり始めた時代に私は医者になり、今日まで自閉症研究を進めてきたことになります。

自閉症の研究の原因論に関する歴史にはそういったとんでもない大きな変化がありますから、私のように親と子の「関係性」というキーワードを持ち出すと、「悪夢の再現」を連想する人たちが当時は大変多かったのです。

そういう時代を経て、最近やっと本日のように「関係性からみる発達障碍」というテーマが堂々とまかり通るようになったというわけです。

そういう時代がついこの前まであったのだということをぜひとも記憶に留めておいていただきたいと思います。

発達障碍とエピジェネティクス

なぜ私がこういう話をしようと思ったかと言いますと、生得的な脳の偏りが発達障碍の定義に付されているのはおかしいのではないかと考えているからです。

現在の発達障碍の世界的定義では、生まれもって脳の機能に偏りがあるということが前提になっています。

「その後、環境との相互作用によって、ひどい場合には生活に支障をきたして、いわゆる（二次？）障碍になる」というのが午前中の講演の説明にありました。

ところが、最近私が書評[注6]を書いたのですが、『発達障害の謎を解く』（鷲見聡著、日本評論社）という本が出ています。

その本で著者は最新の遺伝子研究に基づいて、「これまで、発達障碍あるいは自閉症の原因を、素質か環境か、脳か育て方かと、原因を巡って二者択一的にいろいろ論じられてきた。それはおかしい」と論じています。

これまで、遺伝子に異常があればなにがしかの病気になるというふうに、遺伝子と病気が直線的につながるように考えられてきたけれども、遺伝子の働きというのは、実は環境要因によって、スイッチがオンになることもあればオフになることもあるのです。

これを「エピジェネティクス」と言います。

素質、つまりは遺伝子を中心としたその人が元々持っている個体の特徴から一方的に論じることはできなくて、その働きは環境によって大きく変わるということです。遺伝子を含めた素質、育て方も含めた環境、その両者のダイナミックな相互作用をみる必要がある、ということがこの本の結論として述べられています。

それを私は昔から当然だと思っていましたが、やっとそういうことが声を大にして言えるようになってき

注6　小林隆児（二〇一五）書評『発達障害の謎を解く』（鷲見聡著、日本評論社）「そだちの科学」二五号、一〇八‐一〇九頁.

たわけです。

でも私はその書評で、最後に苦言を呈しました。素質と環境のダイナミックな相互作用を明らかにしなくてはいけないということはよくわかる。であるならば、私たち臨床家は、子どもと成育環境との間でどんなことが起こっているかを、臨床そのものを通して明らかにしていかなければならない。それは著者を含めた私たち臨床家の責務であると書評の最後に述べました。

私の研究の中心はまさにそこにあります。

生まれて間もない段階で、子どもと育てる親との間で本来であれば濃密な関係が生まれるけれども、そこでどんなことが起こっているかということを徹底的に見なくてはいけない。それなくして臨床研究者の存在意義はないのだと思うのです。

私は乳幼児とお母さんとの間でどんなことが起こっているのかということを知りたくてMIUを作りました。おかげさまでたくさんの方が相談に来てくださいました。精神科臨床で○歳のお子さんに会う機会はほとんどありませんが、MIUを創設したのでお会いすることができました。○歳～二歳の段階での親子を見たことによって、私は決定的な影響を受けました。

赤ちゃんばかりを一生懸命みて、どんな特徴があるかということを研究している人がいますが、そんな研究はおかしいと思いませんか？

赤ちゃんは一人で生きられる存在ではありません。百パーセント親に依存しないと生きていけません。ですから、親と子を一緒に見なければ何も分かりません。Mother-Infant Unit と命名したのはそういう意図があるのです。母親と子どもを一つのユニットとしてみることによって、決定的に重要なことが分かったのです。

子どもをみていると、いろいろな反応や行動を起こします。そのほとんど全てが、お母さんとの関係の中で起こったものなのです。

当たり前と言えば当たり前です。子どもはお母さんを無視して生きられる存在ではありません。お母さんという存在をいつも気にかけながら生きているからです。

新奇場面法

観察をするときには、同じ枠組みで、同じ条件で見なくてはいけないということは、研究の常識です。そこで私は当時流行していたアタッチメント研究で盛んに用いられていた新奇場面法（Strange Situation Procedure、略してSSP）を用いることにしました。

これはどういう観察の枠組みか図3（三一頁参照）に示します。

まず「お母さん，今からこんなふうにやりますよ」と説明します（図3の場面①）。

その後、「お母さんとお子さん、自由に過ごしてください」と言います。椅子も提供して、自由に、三分間過ごしてもらいます（同場面②）。

その後、私たちのスタッフ、つまりストレンジャーですが、お母さんも子どもも一度も会ったことのない人が入ります（同場面③）。

三分間過ごした後、お母さんには部屋を出て行ってもらいます。お母さんが不在になったときに、子どもがどんな反応をするかをみるのです（同場面④）。

当然予想されるのは、お母さんがいなくなると心細くなって、えーんと子どもは泣くわけです。そういうときにあやし役としてストレンジャーが働きます。可能な限りあやし続け、「これはもう駄目だ」と思ったら、お母さんに3分経たないうちに入ってもらうこともあります。そして、お母さんに戻って来てもらったらストレンジャーは出て行きます（同場面⑤）。

この四つの場面で、子どもは母子分離と母子再会を経験するわけです。その後がこの実験の残酷なところですが、子どもを独りぼっちにさせます。お母さんとの再会ができてほっとして間もなく、またお母さんが消えるのです（同場面⑥）。

独りぼっちになったら、当然、多くの子どもは反応します。これで3分間様子を観察します。三分間もつ子どもは少ないでしょうから、これは駄目だと思ったらすぐストレンジャーが入ります（同場面⑦）。そしてストレンジャーでもどうしようもないと思ったらお母さんに入ってもらいます（同場面⑧）。

このように母子分離と母子再会を二度繰り返すわけですが、最初の母子分離の際にはストレンジャーがお母さんの代わりをやるという違いがあります。私はこの観察法を一歳〜五歳の親子五十五組に実施しました。

子どものアタッチメント行動に「甘え」を読み取る

この観察実験をやってみて、私は「日本人でよかった」と思いました。

「アタッチメント」という言葉は、attachと、mentが合わさったもので、attachは「くっつく」という意味です。アタッチメントは動物行動学の世界で生まれた概念です。それを心理学の世界に持ち込んだのがボウルビーです。動物行動学から生まれた概念ですから行動に焦点を当てています。動物の子どもが親に物理的にくっつく。動物はそれでいいわけです。でも人間の場合､子どもがお母さんにくっつこうとする行動は、私たち日本人であれば、必ずそこに子どもの親に対する「甘え」を感じるわけです。

ですから私は、行動学的な観点から捉えるのではなく、素朴に日本人らしく感じたとおりに観察し、記述するようにこころがけました。そうすると、子どもがお母さんに向けるこころの動きや普段の行動の意味が手に取るようにわかるようになりました。

世界のアタッチメント研究では行動面の特徴だけを観察して、アタッチメント・パターンの分類がされていますが、私はそういうものに囚われないように気をつけました。

なぜなら、あるパターンに分けることが大事なのではなくて、そこで起っている、子どもが親に向けるとても繊細なこころの動きと、親が子どもに対して応答するこころの動き、そうした子どもとお母さんとのこころのやりとりが大事だと考えたからです。

「甘え」を中心に子どもとお母さんのこころの動きに焦点を当てて観察することによって､実に多くのことが分かってきたのです。

母子の関係病理としての甘えのアンビヴァレンス

甘えたくても甘えられない

たとえば、生後四カ月の赤ちゃんとお母さんとの間で関係がうまくいかないということで相談に来られたケースがあります。

親子を一緒に見ますと、面白いことが分かりました。

子どもばかりみていると、確かにお母さんがあやそうとすると、子どもはお母さんから目をそむけます。それで「お母さん、ちょっと坊や見させて」とやるわけです。そうすると子どもは私の顔をみてニコニコします。それでお母さんに返すわけですけれども、お母さんの方に行ったらまた先ほどと同じように目をそむけます。

しかし、お母さんとお子さんと両方をみていると、「あ、この赤ちゃんはお母さんから目をそむけるのは当然だ」と私は思いました。このお母さんはとても不安の強い人で、全身に不安のオーラをたたえている。赤ちゃんをあやす目が刺すような強烈な刺戟になっていたのです。要するに、お母さんが強い不安に圧倒されている雰囲気に、赤ちゃんは敏感に反応していたのです。そういうことがお母さんと子どもを一緒にみることによって分かりました。

つぎは生後九カ月の赤ちゃんの例です。

お母さんと私が話していると、赤ちゃんが絨毯の上をハイハイしてきて「ええーん」とむずかります。するとお母さんは抱こうとします。赤ちゃんはむずかってお母さんに抱かれたがりますが、抱かれた瞬間にまたむずかって、すぐのけぞって降りようとします。それでお母さんが「嫌なのね」と言って降ろす。するとまたむずかって抱っこをせがむ。お母さんはまた先ほどと同じことを繰り返す。

目の前でそういうやりとりが繰り広げられていました。

そのお母さんも出産前後からいろんな事情があって、育児不安だけではなく自分の親との関係も含めて精神的な葛藤があって、それが全身に不安のオーラとなって漂っていました。だから、赤ちゃんはお母さんと体と体が触れ合い一体になるような関係になろうとすると、途端にそれから逃れようとしていたのです。

そうなる理由は、私たち大人の世界でも経験的に想像すればすぐわかることです。たとえば、愛し合う二人の間の抱擁というのは、すごく心地よい体験である場合もあれば、とてもじゃないけど堪えられなくて、すぐ体をのけぞって、ぱっと体を離すなんていう時もあるでしょう。

どんな違いでそういうことが現われるかということを想像すればすぐわかることです。ですから、本当に母子が心身ともに一体になる関係というのは、親子だからといって簡単になれるものではないのです。

ゆったりした、本当にほっとできるような雰囲気の中で、心底安心できるようなオーラが漂っていれば、子どもは一心同体になって心地よさを感じ、至福の経験をするわけです。でもそのためには条件があります。

なぜこの子はお母さんに抱かれそうになると嫌がるのか。抱かれないで遠くにいるとお母さんを求めるのか。この一見不可思議な関係の特徴を、私は捉えたわけです。

そこで考える際に、非常に大事なことがあるのです。

行動の背景を知ること

おそらく多くの精神科医は「この子は大人の働きかけに対して過敏に反応して嫌がるなんらかの素質があるのではないか」と考えると思います。それはよく「脆弱性」という用語で示されます。そこには必ず脳の問題に結び付けようとする考えが潜んでいます。

しかし、脳のことをいろいろ想像してもそれを直に確かめる術はありません。もちろん私が言うのは、目の前で繰り広げられている母子関係と関係づけてリアルタイムで直に脳を調べることはできないということであって、別の機会に脳の働きを調べることはできます。ただし、それは今の目の前の母子関係そのものを反映したものではありません。

臨床家のすべきことは、目の前の子どもとお母さんとの間で何が起っているのか、その背景にどういうことが考えられるのかということを丁寧に探っていくことです。大事なのは、このお母さんはなぜ赤ちゃんを育てる中で、これほどまでに不安が強くなっているのかを解き明かすことです。

子どもの背景に何があるかを解き明かそうとしても、子どもに直に訊ねることはできませんから、それは現実的に困難です。しかし、親の方はこれまで生きてきた長い歴史があります。それを知ることが治療にとってとても大切なのです。

ＭＩＵでの臨床を行っていた時、「発達障碍」「自閉症」と診断された親子がたくさん私のところに紹介されて来ましたが、親と子どもを一緒にみると、お母さんが子どもに対してまったく口も出さなければ手も出さない、ほとんど何一つ働きかけない、そういう方もいらっしゃいます。あるいは、大変ぎこちないやり方でしか子どもの相手ができなかったり、突然、目の前の子どもとはまったく関係ない妙なことを働きかけたりと、驚くような場面もたくさんあります。

そういった場合にお母さんの生い立ち、今の家庭状況など、いろいろとお聞きすると、広い意味で虐待が絡んでいるケースも少なくありません。

お母さんと子どもとの関係をみると、そういうことがとてもよくわかるようになります。

親子を一緒にみる

「発達障碍」の原因論として親の育て方によるものだとする「母原病説」が三〇～四〇年前に流布した影響か、多くの臨床家は親のことに言及するのはいけないことだと思っているようで、子どもだけをみる風潮が未だに強く残っています。

子どもは一人で成長することなどできません。〇歳、一歳の子どもを、親を離して子どもだけ見たところで何も分かりません。

親子を一緒にみていくと、子どものさまざまな動きは親との関係の中で立ち現れていることがよく分かります。発達とはどういうことかを考えると至極当たり前の話です。

哺乳類である動物としての「ヒト」が人間としての「人」になっていくためには、養育者との濃密なかかわりが不可欠です。それによって初めて「人」になっていくのです。ですから、もしそこで、先ほどお話ししたような親子の間のすれ違いが生まれるとしたら、言葉を始めさまざまな能力やこころの発達など、身に付けるべきことが上手く行かなくなることは想像に難くありません。

オリンピック選手でも、コーチによっては能力がより発揮されることもあれば、反対に伸び悩むことがあるのと同様です。また学校に通う子どもが育つか否か、それは教師次第だという一面があることは誰もがよく知っていることです。いわんや赤ちゃん。〇歳、一歳、二歳の子どもは、親なくして育つことはできません。親との関係が上手く行かなければ、身に付くものも身に付かないのです。

私がMIUで明らかにしたことは、これまで発達障碍、自閉症などと言われてきた子どもたちをみていると、「ヒト」が「人」になっていくその最初の段階での躓きを認めることができるのです。

この長年の取り組みについて、やっと二〇一四年一月にミネルヴァ書房から『「関係」からみる乳幼児期の自閉症スペクトラム』というタイトルで出版することができました。五十五例のビデオを何十回となく繰り返しみて、そこで何が起っているかを明らかにして文章化しましたが、それは非常に困難な作業でした。子どもの特徴だけを描き出すというのは比較的容易なのですが、お母さんと子どもとの関係のありようを読者に分かってもらうためにはどう記述したら良いか、大変な苦労をしました。

「甘え」をめぐるアンビヴァレンス

SSPでの典型的なケースを示します。

一歳台のお子さんです。母子ユニットには親と子の関係がうまくいかないので皆さん相談に来られるわけですから、当然、親子一緒に遊んでもらう時には、親子らしい楽しい遊びは展開しません。お母さんは「自由に遊んでください」「普段どおり、普通にやって過ごしてくださって結構です」と指示され、おまけにビデオで観察されているわけですから、普段やらないようなことまで一生懸命やります。しかしそれがかえって悪い方に作用して、一生懸命やればやるほど、子どもは逃げ回ります。

その後、お母さんがいなくなっても多くの場合、子どもはしばらくの間何とか無理して平気を装います。しかし十秒から三十秒ぐらいで耐えられなくなって泣き始めます。ストレンジャーが子どもをあやしますが、おさまることは少なく、そのうちにお母さんが戻って来ます。

お母さんが戻ってくると、子どもはお母さんの方をみて泣きながら近寄ってきます。しかし、お母さんが近づいて子どもを抱きかかえそうになると、途端に子どもはお母さんから目をそらし、ストレンジャーの方に目を移します。

戻ってきた時にはお母さんの方を見つめていても、お母さんがいざ子どもを抱きかかえようとすると、子どもはお母さんから目をそらして、部屋を出て行こうとするストレンジャーを追っているのです。

具体的にはさまざまなバリエーションがありますが、このような関係の特徴は、一歳代全てのケースに認められます。

私はこのような関係の特徴を次にように文章化しました。

「お母さんと離れると心細くなって、お母さんを求める。しかし、いざお母さんが戻って来て、お母さんと一緒になり、互いが触れ合おうとすると、途端に先ほどのお母さんを求める気持ちが弱まり、お母さんから離れようとする。しかし離れるとまた求める気持ちが強まる」、そういう関係の特徴です。

そのときの子どもの心理を描写すると「甘えたくても甘えられない」ということができます。子どもの中には、甘えたいという気持ちと、甘えたくない、甘えられない、相反する気持ちがともに働いているのです。そういう心理を精神医学では「アンビヴァレンス」と言いますが、甘えをめぐってアンビヴァレンスが子どもに強く働いているということです。

生まれて最初に出会うお母さん、自分以外の人間とのこころのつながりが生まれる、〇歳、一歳の段階での関係の難しさが、このアンビヴァレンスという関係の特徴に象徴されているのです。

アダルト・アタッチメント・インタヴュー

しかしここで注意が必要なのは、アンビヴァレンスは子どもだけに認められるわけではないということです。先の例のように、お母さん自身の中で、さまざまな理由から赤ちゃんを育てることや、赤ちゃんに対して非常に強い不安や複雑な気持ちが混ざり合っていて、子どもに対して素朴に可愛がる、甘えを受け止めるということが困難な場合があります。そのため、お母さん方の子ども時代、乳幼児期に、どんな経験をされているかをお聞きすると、お母さん自身が幼い時に自分の親との間であまり良い体験を持てなかったということが少なくないことが分かります。

お母さんの幼少期のアタッチメントに関する育ちの歴史を、私はアダルト・アタッチメント・インタヴュー（Adult Attachment Interview: 以下ＡＡＩ）という面接で確かめました。ＡＡＩは小さい頃自分の親との間でどんなアタッチメントにまつわる体験をしたのかを面接で聞きます。この面接によって幼少期のアタッチメント体験が現在の母親自身にどのように内在化されているかを知る手がかりを得ることができます。聞いてみると、「心細くなった時や、非常に不安になった時に、じっと独りで我慢して耐えた」という類の経験をされている方が非常に多く、甘え体験に肯定的なイメージを持てないのです。

例えば、三歳半ぐらいの男の子とお母さんのケースです。

ある場面で、私がお母さんと話をしていて、子どもは他のスタッフと遊んでいたのですが、突然その子が座っているお母さんの股に頭を突っ込んできました。私はそれをみて、「あ、ごめん、ごめん。お母さんとお話ばかりしてごめんね」と思わず言いました。子どもは「僕の相手をしてよ」と言いたかったのでしょう。私はそう思いましたが、お母さんはすぐに「○○ちゃん。ほら、あそこに面白そうな玩具があるよ。遊んでごらん」と子どもに語りかけました。私は「あれ、お母さん。今、坊や、お母さんのところに何しに来たと思った？」と聞きますと、「私の方に甘えに来たんですよね」と分かっていました。「お母さん、今、思わず何したかね」と聞くと、「あっ。そうです。私、甘えて来た子どもにあちらで遊ばせようとしましたね」と気づきます。

そこで「どうしてでしょうね」と私が質問を投げかけると、お母さんに小さい頃からの記憶がパーッと蘇ったのです。「先生、私、小さい時から家族旅行なんかすると、もう宿泊訓練みたいな感じで、全然楽しくなかったんです。父親がスケジュールどおりにみんなを行動させようとしましたから。一緒に楽しんで旅行しているという雰囲気はほとんどなくて、スケジュールどおりにこなすことが大切で、楽しくもなんもなかったです」と。親との間で「甘え」に関する体験をこのように話されたんですね。「親に甘えたことがほとんどない」と言うわけです。

その後、治療がどんどん深まり、お母さんは過去に自分の親との間でいろいろ辛い思いをしていたことも分かってきました。

自閉症と診断されていた子どもが明らかに甘えているのが分かっていながら、好き好んで子どもの甘えを拒絶するような母親はあまりいないでしょう。

でもこの母親が思わず子どもを突き放すようなことになってしまうのはなぜかと言いますと、自分が子どものときに本来の「甘え」体験をしていない。そのため、思わず「ほら、頑張って遊びなさい」とか、「ほら、何かあるよ」とか言って他の遊びに誘っているのです。甘えるのではなく、一人で遊ぶことの方が好ましいとの価値観から思わずこのような行動に出たのではないでしょうか。甘えて来た子どもに対して他のことに気を移させて、結果的に子どもの甘えを突き放すということになってしまっていたのです。

このお母さんは、私の指摘のあと複雑な心境になりましたが、そのことに気づいたことによって、子どもに対する見方、感じ方、接し方が大きく変化しました。

このようにさまざまな背景があって、その結果として母子間に「甘え」をめぐるアンビヴァレントな状況が生まれていることがわかるのです。

子どもは心細さからくる不安と緊張にいかに対処するか

人は心細く不安な状況に置かれると心身ともに摩耗しますから、何とかその不安を和らげるためにさまざまな方策を考えて対処します。

例えば、皆さんが「明日の試験、どうしたらいいだろうか」と不安になったときに、一番頼れる人にちょっと電話で聞いてみようなど、いろいろな手立てでもって不安な状況を解消しようとします。でも電話で相談できる勉強仲間がいない人の場合は一人で耐えなければなりませんね。

そういう心細い経験を積み重ねていくと、追いつめられて精神的に破綻を来す人も出てきましょう。「甘えられない」ということは、幼い子どもだけの問題ではありません。甘えられない人は、何か困った状況に置かれたときに人に頼れないのです。いい甘え体験をしている人は、困った時に上手に甘えて、人の協力を得ることができますが、甘え下手な人はそれができずにひとりで苦労します。

一歳台までの子どもでは心細さや不安は誰の目にもわかりやすいかたちで露呈します。ＳＳＰでもお母さんに対してアンビヴァレンスを分かりやすく示します。

しかし、二歳台、いわんや三歳台、四歳台になると様相ががらりと変わります。

二歳台の子どもたちは心細い状況に置かれたときにどうやって紛らわすでしょうか。子どもの対処行動は大きく分けると二つになります。一つは、お母さんとの関係を求めることをやめて、自分一人で何とか収めようとするやり方です。もう一つは、お母さんとの関係を何とかつなぎとめようとして、あの手この手を使って努力するやり方です。

同じことをして気を紛らわす――常同反復行動

何とか一人で収めようとする場合の対処行動は何かというと、玩具か何かに集中して執着する、つまりはひとつのことを何度も何度も繰り返して気を紛わすという行動です。

こういう行動を見聞きしたら、精神科医は百人中百人発達障碍や自閉症だと判で押したように診断します。そしてこのような「繰り返し行動」とか「常同反復行動」は「脳の機能障碍がベースになって起こるものだ」というふうに理解されてしまいます。

このように発達障碍の子どもたちにみられる特徴的な行動を脳障碍と短絡的に関連づけてはいけません。先ほど話したように、お母さんとの関係が非常にアンビヴァレントであるために、二人のつながりが深まらない。

子どもは非常に強い不安、緊張に晒される。それを少しでも紛らそうとする行動として「常同反復行動」を取っているのです。親に甘えたくても甘えられない一歳や二歳の子どもが自分のつらい気持ちを紛らわすために、一人でコツコツ何かやっているんだということは皆さんにも容易に想像がつくでしょう。

離れて動き回る――多動、目移りが激しい

お母さんには容易に近付けないから、微妙な中間的距離を取って動き回る。自分一人でどこかに行ってしまい、好き勝手なこともできない。お母さんを常に気にかけながら、遠くからお母さんに何かほのめかすよ
うことを言ったりしたりする。子どもはお母さんと何かを一緒に楽しむということはできません。

あるいは、子どもは何かに目がいくと、母親もそれに付き合おうとします。

しかし、母親が子どもと一緒に遊ぼうとすると、すぐにそれから気をそらして他のものに行ってしまいます。すると母親はそれに付き合おうとしますが、さきほどと同じように子どもはそれから離れて他のものに移ってしまいます。

このようにして子どもがやろうとすることは次々と他のものに移っていきます。一見すると非常に目移りの激しい子どもに見えます。

そんな子どもたちはこれまでＡＤＨＤだと言われてきました。たしかに、お母さん自身は、「自分との関係がこうだから、子どもはこんなことをやっているのだ」というようには理解できません。それが理解できている親子であれば、こういうふうにならないのです。

一般には親の目には「落ち着きがなくて、目移りの激しい」子どもに映ります。ネット情報を参照して、「この子はＡＤＨＤじゃないか」と心配になり、病院に相談に行くことになります。

医療機関に相談に行くと、多くの精神科医は何をするかというと、子どもとの丁寧な面接をすることはまずありません。その代わりに母親の話を丁寧に聞きます。母親から見た子どもの行動特徴を、そのままカルテに記載し、それらをリストアップして「こういう特徴があれば自閉症ですね」と診断を下します。そんなレベルの診断が現在あちこちで横行しているのです。

子どもの行動の本当の意味を知ろうとすれば、母親と子どもを一緒にみて、そこで何が起こっているかを丁寧に観察しなくてはなりません。狭い診察室の中で母子のやりとりを観察するのは非常に難しいかもしれません。でも大切なのは「母親の目から見た子どもの特徴」を、「母親と子どもの関係の中で何が起こっているか」という視点から捉え直すことです。

相手の嫌がる行動をする──挑発行動

子どもの対処行動としてもう一つ重要なものは、親との関係を何とかつなぎとめようとするやり方です。たとえば、お母さんの嫌がることをやって、お母さんの関心を引くという行動です。そういう行動はこれまで「挑発行動」とラベリングされてきましたが、これはお母さんの関心を自分の方へ引きたいためにやっているものなのです。

いい子になる

お母さんの期待するようなことを一生懸命やろうとする子どももいます。いわゆる「いい子」です。私の脳裏に焼き付いて忘れられないケースがあります。

二歳台の子どもで、お母さんの前では、甘えたいけれども甘えられない。お母さんがソファに座っていると、お母さんのそばに行って、お母さんに対して背を向けながら座っている。明らかに子どもは拗ねているのです。甘えたいけれども、ストレートにお母さんに甘えられない様子が見えます。でもお母さんはそれに気づきません。お母さんがいなくなってストレンジャーだけになると、その子は激しく泣き始めました。

お母さんが戻って来ると、ぱっと泣き止みました。お母さんからみると、涙をこぼしていて明らかに泣いていたというのが分かります。お母さんはハンカチで顔を拭いてやりました。

そして再びお母さんがいなくなって独りぼっちになると、ストレンジャーが相手しているときにはわざとらしく激しく泣いていた子どもが先ほどと違って全然泣かないのです。時間が来たのでお母さんが戻ってきます。

お母さんは子どもがまた泣いていただろうと思って、バッグからハンカチを取り出します。でもその子は泣かなかったのです。子どもはお母さんのハンカチを手に取ってお母さんのバッグにしまって「拍手しろ」と要求するように自分の手を叩きます。お母さんもそれにつられるようにして拍手をしたけれど、なぜ子どもがそのような要求をしたのか、お母さんは分かっていません。

この子は「僕、泣かなかったよ。我慢したよ」と誉めてもらいたかったのです。この子の健気な気持ちを思うと、何度みても胸が締め付けられる思いになります。

行動だけをみるのではなく、こころの動きを掴む

これまでの自閉症に関する記載の多くは、「こんなことができない」、「こんな障碍特性がある」、そんなことばかりです。だからやたらに検査をしては何ができないかをみようとします。

今日の精神医学は「行動科学」を基盤とすることが多いですから、行動しか見ようとしません。アタッチメント研究はその最たるものです。そんなことで〇歳、一歳、二歳の子どもたちがどんな体験をして、どんなふうにもがき苦しんでいるのかという観点から子どもの姿を描き出すことができるのでしょうか。

精神医学はこころを理解する学問です。

こころを取り上げなくて、一体何をするのでしょうか。

言葉のない世界で、赤ちゃんと母親との間でどんな気持ちのやりとりが行なわれているか、ある意味では日本人は世界中で一番わかる国民だと思います。

「甘え」という言葉文化のなかで生きていますから。「甘え」という情動の世界のこころの動きに対する感度がとても高いはずです。

昨今その感受性は鈍くなったとはいえ、まだ日本人のＤＮＡには生きています。言葉のない世界での親子関係をみるとき、日本人はデリケートなこころの動きを感じ取るセンサーを持っていると思います。

あてつける、見せつける

二歳の子どもです。

お母さんの子育てはぎこちなく、自信がないのがとてもよく伝わってきます。二人で自由に過ごしてもらうと、子どもはお母さんから離れてしまい、お母さんは子どもにどのように付き合ったら良いのか分からない様子でした。

そこにストレンジャーが入って来て、お母さんの座っている椅子のそばにあるソファに座りました。

するとその子はストレンジャーのそばに行って、べたーっと寄りかかりました。

そしてお母さんの顔をみていたのです。

授業で学生にこのビデオを見せると、ある学生が「この子はストレンジャーにわざとらしく甘えて、お母さんに当てつけていますね」と答えました。

「当てつける」あるいは「見せつける」。発達障碍といわれるような二歳の子どもに、そういうデリケートなこころが働くのですね。

このような見方は日本人で「甘え」の観点から観察できたからこそ可能になるのです。アタッチメント研究では「Bタイプ」「Aタイプ」「Cタイプ」「Dタイプ」という行動面から特徴をとらえたタイプ分けばかりが横行しています。

そんな行動面からの分類に汲々とするよりも、こころの動きを感じ取るような観察がなされなくてはならないでしょう。

以上、大きく二つに分けて対処行動をみてきましたが、これらは私たちが想像すれば理解できるものといえましょう。しかし、以下に述べるものは私たちの想像を越える反応です。

何もすることができず身を固くする――カタトニア

二歳台の子です。

母子ユニットという初めての場で、周りの雰囲気に圧倒されて何か恐ろしいことが起こるのではないかといった漠とした恐怖に襲われて、お母さんがそばにいるにもかかわらずお母さんには近寄れず、頼ることができない。お母さんはそんな子どもの不安をまったく感じ取ることができずに、子どもに手遊びをさせようとしている、そんな驚くべき状況がみられます。

その子は周りの刺激が怖く感じられ、それに圧倒されて、全く身動きひとつできません。お母さんがいようがいまいが、じーっと突っ立ったままです。

こういう状態はカタトニア[注7]と言ってもよい状態ですが、このような変化がいまだ二歳の子どもにすでに見られるのは私にとっても大変な驚きでした。

自分の世界に逃げ込む――自閉の世界への没入

四歳〇カ月の子どもです。

お母さんがいなくなってもストレンジャーの前で目立った反応は見せません。でも身体面には緊張が感じられチックのような反応を見せます。

一人きりになると、突然自分の世界に入って、「オー」「オオオ」と声を出しながら一人芝居を始めました。私はそれをみて「この子は自分の世界（自閉、妄想）に入った」と直感しました。精神病状態というのはこういうことだと思いました。

独りぼっちになりとてつもない不安に襲われているのでしょう。そうした時に自分の世界に入って一人芝

注7　カタトニア（catatonia）は、緊張病とも訳され、統合失調症の一亜型とされている。精神運動興奮と昏迷（意識は保たれているにもかかわらず、身動きひとつできない状態）を繰り返す。昏迷状態において特徴的な症状としてカタレプシー（catalepsy）や蝋屈症《ろうくつしょう》が良く知られているが、類似の病態が青年期・成人期のＡＳＤにもみられることがウイングとシャー（Wing & Shah, 2000）の報告以来よく知られるようになり、両者の関係に注目が集まっている。

居をやる。何とか自分を落ち着かせるための窮余の策だったのでしょう。

自分の世界で楽しむ――軽躁状態

三歳台の子どもで、虐待の絡んだケースです。

お母さんは子どもに合わせて働きかけるということができない人です。ストレンジャーが入って来ると、ストレンジャーに対する気遣いのためか、突然子どもに「お名前は?」と訊ね始めました。子どもにしてみれば、「今なんで名前を答えなきゃいけないんだろう」と思うでしょう。

お母さんはストレンジャーに対する気遣いから唐突に子どもに働きかけているのです。遊んでいても子どもからみると、お母さんはいつ何を言うか分からない、そんな状態です。そうすると子どもは、お母さんが言うことなすこと全く無視して、一人勝手に唐突にはしゃぎだします。

それをみて「躁状態だな」と思いました。三歳台、四歳台になると、精神病と診断を下したくなるような反応を示す事例を認めるようになります。

しかし、そこには背景があります。

子どもは自分から「ああしたい、こうしたい」とは言いません。親からみると、何をしたいのか、何を思っているのか、見当がつかないので、親はよかれと思っていろいろなことを子どもに指示したり、やらせようとします。そうしないと何もできない子になると思うからです。そうしたときに、親御さんによっては唐突に子どもにいろいろなことをやらせるため、子どもは親の意向に翻弄されるわけです。

そういうことが積み重なっていくと、「自分」というものは育ちようがありません。

発達障碍とその他の精神障碍との関係

今までいろいろ話しましたが、一歳台で子どものアンビヴァレンスは非常に強まり、不安と緊張がピークになります。それを少しでも和らげるために、さまざまな対処行動を取るわけです。このアンビヴァレンスは親子の組み合わせによって多様化します。

なぜなら母親のアンビヴァレンスが強ければ強いほど子どものそれも強まっていくからです。

そのような中で、繰り返し行動という対処行動が顕著になると、誰がみても「発達障碍」と診断したくなるような特徴を示す子どもたちの一群が生まれることになります。

「発達障碍」という診断は「こんな特徴を示す子どもたちをこう呼びましょう」という、単なる約束事でしかありませんから、「発達障碍」と診断したからといって特に原因や治療法がはっきりするわけではありません。

挑発行動という対処行動がひどくなると、行動障碍と呼ばれる状態をもたらします。

なぜなら、子どもはそうした行動で相手の関心を自分の方に引き寄せようとしているのですが、相手はどうしても気になる行動ばかりに着目して、子どもの行動を抑制しようとします。子どもは自分の気持ちがわかってもらえないという強いフラストレーションが高まるばかりです。

このようにして両者間に関係の悪循環が生まれ、行動はどんどんエスカレートしてしまい、行動障碍とみなされる状態へと発展していくことになります。

いい子になろうとする反応を示す子どもたちは、一時的には「発達障碍」を思わせる行動特徴を示さず、適応的な状態を示すことになります。しかし、そのような状態で生涯をうまくやり過ごすことは困難です。彼らにもアンビヴァレンスはずっと潜在的に働き続けますから、学童期の後半、あるいは思春期に入った時、自分の中にいろいろな欲求が強まり、それが抑えきれなくなった時、それまでの適応的な対処行動は破綻を来たします。その時にはいわゆる神経症的あるいは心身症的な反応を示すことになります。

「発達障碍」「自閉症」と診断された子どもたちの中で、思春期に入って神経症的あるいは心身症的な反応を示す子どもがたくさんいるのは、「いい子」になろうとして自分の欲求を抑えようとする心理が働いているからです。

発達障碍にみられる多様な行動の成り立ち

○歳、一歳、二歳で、親子関係のいろいろな背景の中で、甘えたくても甘えられない状態になっている子どもは、非常に強い不安・緊張に晒されていて、それを何とか少しでも楽にしようと、子どもなりにもがき苦しみ、いろいろな対処法を身に付けます。

それがいわゆる「発達障碍」と言われているような子どもたちの反応、あるいは「行動障碍」と言えるような反応です。

一時的には適応的だけれども後々に神経症的あるいは心身症的反応を示すようになる、あるいは精神病的な対処行動を取ることもあるのです。大きく分けると以上のことが言えるだろうと思います。

根っこにアンビヴァレンスという対人関係の病理を抱え、子どもなりにさまざまな対処法を身に付けながら生きている。そして思春期・成人期に至る過程で、姿かたちは違えどもさまざまな精神的破綻を起こすということは想像に難くないでしょう。

従来、発達障碍・自閉症を論じている本では、幼児期の自閉症に特徴的な行動は「一次障害」と書かれています。そして、行動障碍、神経症・心身症、ないし精神病は「二次障碍」と書かれているものが大半です。しかしそれはおかしいと私は考えています。

すべて根っこにあるものは同じです。そこをきちんと押さえておけば治療はどう考えたら良いか、自ずから明らかになります。

「関係」からみた治療論

一歳台にみることの重要性

〇歳、一歳の子どもは、アンビヴァレンスに基づく不安、緊張を誰がみても目に見える形で分かりやすく示します。心細くなって泣く、わめく。不安が大なり小なり表情にも出ます。でも二歳ぐらいになると、そのような不安が表に出なくなります。いわば心理的防衛が働くようになるのです。おそらく子どもは、「甘える」「頼る」ということは悪いことだと思っているからだと思います。「甘えることはいけないこと」だと子どもは学習するのだと思います。

ですから、二歳台、三歳台になっていくと、心理的防衛としての先に述べたような対処行動だけが前景に出て来るようになるのです。「おかしな行動をやるのよ、この子は」と、多くの人にはそれしか見えなくなって、「発達障碍」とか「行動障碍」とか診断されるようになるわけです。

一歳台の子どもが来た時に「まだ診断はっきりしませんからしばらく待ちましょう」なんて言う精神科医がいますが、とんでもないことです。この時期に母子関係にどんな問題が潜んでいるかを見ずして精神科医の存在価値などありません。

二歳、三歳になって「こだわり行動がありますね。自閉症です」なんていう診断は精神科医でなくても誰にでもできます。そういった行動特徴が前面に現れるその前段階で問題の在処を見定めなくてはなりません。そのためには「関係をみる」ことが極めて重要なのです。

対処行動が前景化すると、アンビヴァレンスによる心細さ、不安や緊張は背景に退きます。よってアンビヴァレンスをみて取ることはさほど容易ではなくなります。しかし、「関係」という視点から見ればよくわかります。なぜならアンビヴァレンスは関係の病理だからです。

乳幼児期の母子間で認められるアンビヴァレンスは、お母さんが近づくと子どもはお母さんを回避し、お母さんが遠くに行こうとすると、お母さんを求める反応を示しますね。アンビヴァレンスはこのような関係病理として示されます。お母さんとの関係の中で引き起こされているのです。

ですから、お母さんが相手をする時のみならず、私たちが子どもの相手をしていても、同じようなことが起こります。ですから私たちは自分との関係で、子どものこころがどう動いているかという視点を持たなくてはなりません。これは大変難しいことです。

なぜなら今までこんなことを言った人はほとんどいませんから、誰もそんな視点で見ようとしないのです。精神科医は、発達障碍を自分には関係ないものと思って、子どもの行動ばかりを観察し、診断してきましたから。

私が発達障碍に限らずこころの病理すべての根幹に働いていると考えているアンビヴァレンスは、関係病理ですから、自分との関係の中で起こるものだとする視点が不可欠なのです。

母親自身のアンビヴァレンスに気づいてもらうこと

これまでお話ししてきたようなお母さんと子どもの関係病理は、私たち日本人には「あまのじゃく」といわれてきた子どもの態度そのものであることに気づきます。このように日本語には、関係を表わす素晴らしい言葉が多くあります。

なぜかというと私たちが「甘え」という文化を体験しているからです。「あまのじゃく」というのは「甘え」の病理を意味する言葉です。もちろん「あまのじゃく」は子どもによくみられますが、母子治療をしていると、親自身にも同じような関係病理をよく認めることができます。母親自身も過去に自分の親との関係の中で強いアンビヴァレンスを体験し、それが親になった時に子どもとの間で再現されるのです。分かりやすい例をひとつ示します。

一歳一カ月の子どもです。

私も今まで見たことがないような激しい多動を示していた子どもです。お母さんと子どもにずっと付き合っていると、だんだんと見えて来ました。

お母さんは子どもに、時々とても強引な、ちょっと怖いような働きかけをするのです。空気入れのポンプの空気が出る穴を子どもの顔に近づけてポンプを押して空気を押し出していました。こんなことを突然やられたら子どもはびっくりして嫌がるだろうなと思うようなことを平気でやるようなお母さんでした。

普段からフラストレーションがかなり溜っている人だろうと思いました。でもその時はそのことに触れませんでした。

それでも私たちがお母さんを支えていくと、お母さんは少しずつ安心して来ます。お母さんの情緒が安定してくると、子どももお母さんに少しずつ近づいて行けるようになりました。

治療開始後九カ月ぐらい経つと、子どもはよくおしゃべりをするようになりました。そこで私はお母さんに「お子さん、よくおしゃべりするようになったね、よかったね」と言いました。するとお母さんは「いいえ、この子は電車のことばかり言うんですよ」と言いました。可愛くないことを言う人だなと思いました。

でもそれには触れず「それじゃあ、また遊びましょうよ、お母さん」と言って子どもと遊ぶように勧めました。そして、お母さんの遊ぶ様子をみていました。

するとお母さんは「これは東急の何とかで、これは小田急の何とかで」と子どもに話しかけていたのです。

そこで私はすぐにお母さんにつぎのように言いました。明るいのりで。

「お母さん。お母さんこそ電車のことばかり言っているんじゃないの。お母さんが電車のことばっかり言うから、子どもは一生懸命お母さんの言うことを憶えて、電車のことばかり言っているんじゃないの。お母さんが好きだから、お母さんの言うことを取り入れて言っているだよ」と。

その後続けて次のように言いました。

これが治療の根幹ともいえる大事なところなんですが。

「お母さんはないものねだりだね」と。

「あまのじゃく」とは言いませんでした。

「言葉がよく出るようになったね」と言われたにもかかわらず、「いいえ、電車のことばっかり言うんですよ」と答える。

このような私の語りかけに対するお母さんの反応のありようは、「あまのじゃく」といってよいものですね。

そこでわたしはお母さんの態度を「ないものねだり」だとみなしてお母さんに明るいのりで、つまりは相手に自責感や罪悪感を起こさせないようにして取り上げたのです。

そうすると、お母さんに幼い頃の記憶が蘇ってきて、「私、若い頃からたしかにないものねだりでした」と話し始めたのです。まわりの人たちをみて、いつも「あの人はいいな、あんなものを持っていてうらやましいな。私も欲しいな」などと思っていたと言います。

さらに自分は親に大事にされて来なかったとか、甘えたくても甘えられなかったという体験まで語るようになったのです。

そうすると、母子関係は次第に改善して子どもはのびのびと振る舞うようになったのです。

隠喩（メタファ）で伝える

六歳の子どもです。

お母さんは一生懸命、心配事や教育委員会に相談に行った時の恨みつらみをいろいろお話しされていました。子どもは大学院生が相手をしていて、ちょっと遠くで遊んでいましたが、大学院生の話では、子どもはお母さんの話が気になって、とても遊びに集中できるような気持ちではなかったということでした。

三十分、四十分と経過して、私は「このお母さんは何しに来たんだろう。とにかく、私に言いたいことばかり言いに来たのだろうか」と感じつつ、このままではいけないと思って、後半お母さんにこんなふうに言ったのです。

「お母さんのお話を聞いていると、お母さんはこれまで一生懸命されてこられたみたいですね。苦労して来られたんですね」と。

その余裕のなさを私は次のように表現しました。

「お話をお聞きしていると、これまでお母さんは遊びのないハンドルで一生懸命運転して来られたみたいですね」とこころをこめて真剣に言ったのです。

するとお母さんはパタッとお話を止められて、みるみる目頭が熱くなって、肩の力がすーっと抜けたのです。

そうしたら遠くから子どもがボールをポーンと投げて来たのです。お母さんは「危ないでしょ」と言いましたが、私は「アテンション・プリーズ」（注意喚起行動）の表現だなと思ったので、おどけて「うわあ、怖い怖い」と言ってやりました。そうするとこの子どもは、お母さんのそばにワーッと寄って来て、後ろからお母さんの首根っこに抱き付いたのです。ジーンと来ましたね。

このお母さんの語り口を聞いていたら、とても子どもはこのお母さんに近づけないだろうと思います。でも私はそんなふうには言わずに、「一生懸命、遊びのないハンドルで運転して来られたようですね」と言いました。こういう表現をメタファと言いますが、お母さんの語り口調に私が感じ取ったものをメタファで返したわけです。

そうすると、このお母さんは私の言わんとすることを見事に感じ取られました。今まで自分がいかに危なっかしい運転をして来たかということです。やはりこの母さんは素晴らしいと思いました。

それからもっと素晴らしいのは、お母さんの肩の力が抜けた途端に、今まで近づけなかった子どもがバッと近寄って、お母さんに抱き付いたことです。こんなふうに目の前で反応してくれるということに、私は大きな手応えを感じました。

青年期・成人期の「甘え」のアンビヴァレンス

治療者との間で起きる「あまのじゃく」

アンビヴァレンスというのは関係の病理ですから、患者と治療者の間にも生じています。治療者である自分との関係の中で患者がどう動いているか、という見方をすればいくらでもアンビヴァレンスは見えて来ます。

私が親身になって患者さんの気持ちに近づこうと働きかけるときに患者さんがスッと避けます。私が少し醒めた態度、つまり中立的な態度を取っているときには、どんどんしゃべって来る。しかし、私が「ああ、なるほど、そうなんですね」と、相手に近づくような働きかけになった途端に、スーッと離れていく。あるいは、いろいろ相手の話題に合わせてどんどん話を盛り上げようとしたら、途端に話題をパッと変えていく、といった特徴です。

学生相談で会った二十二歳の男性です。

「就活中だが不安定になる」「ＡＤＨＤではないか」という主訴です。

スーパーウーマンのような母親に育てられ、母親の思いがしっかりと彼の中に埋め込まれてしまい、いまだに強いおびえとも言える対人不安が支配的な人です。「蛇に睨まれた蛙」という状態でした。

「母親は僕とは正反対の人。とても明るくて人付き合いが上手。人前で普通に立ち回る。誰にでも好印象を与える。賢い人だ」とのことで、そんな母親が教えている塾に通わされていたと言います。しかしここで初めて、「塾に通っていても、自分だけ問題が解けない。他の人ができるのに、口惜しい。兄はすごく賢い。要領がよい。自分は簡単な問題もできない。うまく勉強をこなせないから、恥ずかしくて泣いていた。すると、僕は母親に襟首を持たれて、リビングまで引きずられて、放り出されたことがある」と言いました。それを聞いた私は思わず、「それはひどいね」と返しました。すると彼はすぐに「いや、そうじゃないんです。

ものを知らなくてすみません」と否定して、母親のことを「怒ると感情をコントロールできない。でもヒステリック（と言い出してすぐにそれを引っ込めるようにして）、……じゃないですけど」と言うのです。

この青年は彼なりに、お母さんに対して本当に思っていることを「ヒステリック」と表現したかったのでしょう。しかし、彼はお母さんへの怒りをストレートに向けることができない。だから思わず「ヒステリック、……ではありませんけど」と言ったのです。つまり「ヒステリック」という言葉を出したにも関わらず、それをパッと引っ込めている。これこそアンビヴァレンスをよく反映していると思います。

治療場面でのアンビヴァレンスを掴まえる

このように自分の気持ちもストレートに出せずに引っ込めるわけですが、その引っ込め方は、セラピストとの関係の中で変化します。

さまざまな症状や具体的な悩みが前景に出ていて、患者さんはそのことしか語りません。しかし私たち治療者にとって大事なことは、背景に隠されているアンビヴァレンスの問題が関係の中でパッと顔を出したところをしっかりと掴むことです。そして時と場合によっては、それをその場で取り上げることが非常に大事になります。

本当は、治療について論じたいことがたくさんありますけれども、今日は初めて私の話をお聞きいただく方が大半だということでしたので、イントロの話を長くせざるを得ませんでした。

最後までよく聞いてくださいました。ありがとうございました。（拍手）

質疑応答

質問者：赤ちゃんというか、幼児に症状が現れたときに、母親に解決していない過去の「甘え」体験の問題がありそうだということなのですけれども、その母親も実は祖母（自分の母親）との関係に原因があるかも分からない。でも、祖母が亡くなっている場合など、自分自身の母親との問題は直接には解決できないから、自分自身で精神科医とか心理の先生の力を借りて乗り越えていくというふうに考えていいのでしょうか。

小林：自分自身の体験は誰にとっても消せないものとして残っています。体験そのものは変えることはできないでしょう。でも自分自身の体験をどうみるか、どう意味づけするかということは大いに変わりうるものです。

昨今「ナラティヴ」ということがよく話題になっていますが、それはまさにそういう流れの一端を示していますね。自分の経験を新たな物語によって書き換える。そのことによって今の苦境を乗り越える。そういう考え方に基づく治療が「ナラティヴ・セラピー」ですね。

私のやっていることは、ナラティヴ・セラピーとはまったく異なります。過去の自分の親との「甘え」体験が、自分が親になったときに、子どもとの間に再現しているということに気づいてもらうわけです。

それは、「ああ、自分の過去の経験が、こんなふうに子どもに影響しているんだ。私が悪いのだ」という昔の母原病のようなネガティヴな捉え方をするのではなくて、そういうことに気づくことによって子どもとの関係が変わることを体験してもらうのです。

今までそのことに気づかずに自分自身が過去の体験に翻弄されていた。しかし、そのことに気づくことによって、自分の過去を振り返ることができる。子どもとの関係も振り返ることができる。すると、子どもに対する見方が全く変わって来るのです。

今まで「この子は落ち着きがない」とか「この子は自閉症だ。だからこうだ」というふうに思っていたけれども、そうじゃないということに気付くのです。子どもの姿を自分との関係のなかで捉え直すことができる。これはものすごく大きな気づきです。

このような治療を行っていくと、母親は子どもの行動ではなくこころを感じ取ることができるようになるのです。ここのところが私の提唱する関係発達臨床の非常に重要なところだろうと考えています。昨今メンタライジングということが話題になっていますが、母親が自分のこころで子どものこころを理解するようになるのです。

司会：ありがとうございました。今日のお話は、自閉症児のこころの中に何が起こっているかというところをどう理解するか、そこに関係性という視点を取り入れてみて行こうというところが、先生の大きなテーマではなかったかというふうに思います。今一つ、小林先生に大きな拍手をお願いしたいと思います。どうも、先生、ありがとうございました。（拍手）

二〇一五年八月二十九日、花園大学心理カウンセリングセンター主催
「発達障害セミナー二〇一五」での招待講演

あとがき

四半世紀前になりますが、私は当時着任した大学の新設学部に母子ユニットという治療研究施設を創設し、母子臨床を開始しました。当時の私は自閉症をはじめとする発達障碍の成り立ちを解明したいとの切実な思いから、乳幼児期早期に発達障碍が疑われる子どもとその養育者（母親）を関係からみていくという着想のもとに思い立ったものです。以後十四年間継続しましたが、その間、私は次から次へと新たな知見を得るたびに、日本児童青年精神医学会を中心に多くの学会で仲間と一緒に発表し続けていました。しかし、まもなく学会で発達障碍を関係から論じることへの強い非難を受けるようになりました。母原病の再来だとの誹りです。新しいことを主張しようとすれば、いつの時代でも激しい反論に遭遇するものですが、当時のそれは学会での建設的批判とはとても言えない酷いもので、バッシングそのものでした。私は研究者としての生命を奪われかねないほどの危機感を抱くようになりました。まもなく私は学会で発表することは一切止めることを決断しました。それに代わって母子ユニットでの成果をきちんとかたちにして世に問うことを自分の課題と言い聞かせて、これまでにいくつかの著書として発表してきました。

私の臨床が大きく変わったと自覚するようになったのは、母子ユニットを離れて通常の臨床の場に戻ってからでした。それはとても不思議な感覚でした。私の脳裏には母子ユニットで観察してきた多くの子どもたちが次々に浮かぶのですが、面白いことにそれと同じこころの動きを私は面接で出会う患者とのあいだにありありと感じ取ることができるようになったのです。

随分と昔の話になりますが、私は小学生の頃、珠算に夢中になり、算段の免状を手にするほどになったのですが、とりわけ私が得意としたのは暗算でした。暗算をするとき、私の脳裏にはいつも算盤がありありと浮かび、それを私はいつも素早く手で弾いていました。この時とまったくといっていいほど同じ感覚を、私は母子ユニットを離れてから味わうようになったのです。まもなくそれは精神分析でいうところの転移現象であることに気づきました。

以上のような体験をしながら、この十年間各地で行った私の講演のなかから、本書のテーマである「関係をみることで私の臨床はどのように変化したか」にふさわしい内容のものを厳選して編んだのが本書です。

＊

本書の原稿を出版社に送ってまもなく、私はアラン・N・ショアの最新の著書を入手しました。『右脳精神療法（*Right Brain Psychotherapy*）』という本です。私は以前から彼に注目し、ある雑誌に紹介記事（「こころと脳をつなぐ架け橋としての情動と愛着—Allan Schore の理論を中心に—」小児看護、三一巻六号、二〇〇八年）も書いたことがありますが、本書は彼の集大成と言っても良いほどの力作だと直感し、一気に読み進めました。

ショアは精神療法家ですが、「アメリカのボウルビィ」と称されるほどアタッチメント理論に精通し、精神分析と神経生物学とを統合した理論を打ち立てたことでよく知られ、今ではその領域は神経精神分析として認知されるほどになっています。

彼の主張の根幹は明快です。一人心理学から二人心理学へ、個から関係へ、言語から情動へ、理性から感性へ、意識から無意識へ、大きく舵を切るパラダイムシフトを唱えていますが、その根拠を今世紀に入ってからの神経生物学の知見に求めています。そこでも左脳から右脳へ、認知から情動へ、一つの脳から脳と脳の連関に着目しつつ大きく舵を切っているからです。本書を読んで、私は頼もしい援軍を味方につけた思いでした。

今やわが国でも虐待臨床に限らず、発達障碍領域でもアタッチメントに注目が集まりつつあります。アタッチメントにまつわる現象とそこでの体験が子どもに与える影響は計り知れないものがあるからです。ショアも論じていますが、それは大人にみられる大半の精神疾患（神経症、精神病、人格障碍など）の成因にも深く関係するからです。

このような動向のなかで、私は四十五年間の大学教員生活を来春終えることになります。そこで退官記念に私の考える関係発達臨床をわかりやすく論じた本を出したいとの思いを遠見書房の山内俊介氏に相談したところ二つ返事で引き受けてくださいました。私のわがままを聞き入れていただいた山内氏にこころよりお礼を申し上げたいと思います。

本書が「関係をみる」臨床への読者の関心が高まる一助となればと願っています。

最後になりますが、転載の許可をいただいた東京大学心理教育相談室、花園大学心理カウンセリングセンターおよび日本乳幼児医学・心理学会にお礼申し上げます。

二〇一九（令和元）年七月

小林隆児

初出一覧

一．「関係を通してみた発達障碍の理解と対応―自閉症を中心に―」心理教育相談室年報（東京大学大学院教育学研究科）、四号、六－一九頁、二〇〇九年

二．「関係をみることで臨床はどう変わったか」乳幼児医学・心理学研究、第一九巻一号、一－一三頁、二〇一〇年

三．「『関係をみる』ことについて考える」西南学院大学人間科学論集、第一二巻一号、一一七－一四六頁、二〇一六年

四．「関係からみる発達障碍」発達障害セミナー講演録（花園大学心理カウンセリングセンター）、六号、一一九－四五頁、二〇一六年

著者紹介

小林隆児（こばやし・りゅうじ）ryuji@seinan-gakuin.jp

精神科医、医学博士、臨床心理士、日本乳幼児医学・心理学会理事長。九州大学医学部卒業。福岡大学医学部精神医学教室入局後、大分大学、東海大学、大正大学を経て、2012（平成 24）年より西南学院大学大学院臨床心理学専攻教授。乳幼児体験がこころの臨床に及ぼす影響を探究しつつ、従来の発達障碍を初めとする精神疾患理解の脱構築に取り組むとともに、最近では感性教育に力を入れている。代表的な著書に『「関係」からみる乳幼児期の自閉症スペクトラム』『自閉症スペクトラムの症状を「関係」から読み解く』（以上、ミネルヴァ書房）、『甘えたくても甘えられない』（河出書房新社）、『あまのじゃくと精神療法』『関係の病としてのおとなの発達障碍』（以上、弘文堂）、『発達障碍の精神療法』（創元社）、『臨床家の感性を磨く』（誠信書房）、『人間科学におけるエヴィデンスとは何か（西研との共編）』（新曜社）など。

来春、大学を定年退職後は臨床活動とともに「感性教育臨床研究所」（都内）（近々 HP 開設予定）代表として臨床教育に力を入れる予定。

母《ぼ》子《し》関係《かんけい》からみる子《こ》どもの精神《せいしん》医学《いがく》

——関係をみることで臨床はどう変わるか

2019 年 10 月 10 日　発行

著　者　小林隆児《こばやしりゅうじ》

発行人　山内俊介

発行所　遠見書房

〒 181-0002 東京都三鷹市牟礼 6-24-12
三鷹ナショナルコート 004
TEL 0422-26-6711　FAX 050-3488-3894
tomi@tomishobo.com　http://tomishobo.com
郵便振替　00120-4-585728

ISBN978-4-86616-092-4　C3011